护理专业学生综合实践能力培养系列教程

康复护理学
综合实践能力训练教程

KANGFU HULIXUE
ZONGHE SHIJIAN NENGLI XUNLIAN JIAOCHENG

主编 张伟宏 许梦雅

郑州大学出版社
郑州

图书在版编目(CIP)数据

康复护理学综合实践能力训练教程/张伟宏,许梦雅主编. —郑州:郑州大学出版社,2020.1
护理专业学生综合实践能力培养系列教程
ISBN 978-7-5645-6761-3

Ⅰ.①康… Ⅱ.①张…②许… Ⅲ.①康复医学-护理学-高等学校-教材 Ⅳ.①R47

中国版本图书馆 CIP 数据核字 (2019)第 202885 号

郑州大学出版社出版发行
郑州市大学路 40 号 邮政编码:450052
出版人:孙保营 发行电话:0371-66966070
全国新华书店经销
新乡市豫北印务有限公司印制
开本:787 mm×1 092 mm 1/16
印张:9
字数:212 千字
版次:2020 年 1 月第 1 版 印次:2020 年 1 月第 1 次印刷

书号:ISBN 978-7-5645-6761-3 定价:46.00 元

编审委员会名单

陈长英　郑州大学护理与健康学院

王丙申　郑州大学护理与健康学院

刘延锦　郑州大学第一附属医院

张红梅　河南省人民医院

张　艳　郑州大学护理与健康学院

编委名单

主　编　张伟宏　许梦雅

副主编　郭　君　张月兰　张　倩

编　委　（以姓氏笔画为序）

马明逸　郑州大学第一附属医院

王丽君　河南省人民医院

王秀秀　郑州大学第二附属医院

许梦雅　郑州大学第二附属医院

孙　霞　郑州大学护理与健康学院

李文婷　郑州大学第一附属医院

宋志明　郑州大学第一附属医院

张　倩　郑州大学第一附属医院

张月兰　河南省人民医院

张伟宏　郑州大学护理与健康学院

陈素艳　郑州大学护理与健康学院

郭　君　郑州大学第五附属医院

靳利敏　郑州大学第一附属医院

秘　书　吴国毅　杨小兵　郑州大学第二附属医院

编写说明

为深入贯彻新时代高等教育“以本为本”、推进“四个回归”的政策精神，全面振兴护理本科教育，落实郑州大学“加强通识、夯实基础、强化实践、激励创新”的本科人才培养途径，在郑州大学出版社苗萱主任的倡议、鼓励和有力推进下，郑州大学护理与健康学院结合近年护理学专业教育发展的特点，针对“本科临床实践能力相对薄弱、临床思维训练不足”的问题，组织郑州大学护理学科中的骨干人才参与编写“护理专业学生综合实践能力培养系列教程”丛书，拟全方位改革实验实践教学体系，尽快提升护理专业学生、新入职护士的护理临床综合实践能力。

该丛书的编写得到郑州大学护理与健康学院、郑州大学第一附属医院、第二附属医院、第三附属医院、第五附属医院、郑州大学附属人民医院（河南省人民医院）、附属中心医院护理部领导及部分专科护士长们的大力支持，各位编委们认真讨论操作细节、案例编制，精心设计操作图片，为丛书出版付出大量心血。该丛书是郑州大学护理学科临床与教学团队的智慧结晶，也是信息技术与实验教学融合渗透发展的体现。经过多轮讨论，将临床最新护理技术操作流程编写到从书中，附上了评分标准。

本丛书最大的特色在于：设置案例引导学生建立临床科研思维模式，并依据教育部《护理专业教学质量标准》的要求，增加了护理研究综合实验设计内容，引导学生进阶式开展科研实践见习、实习反思。此外，依据前期对学生的实验实践教学现状调查及征求学生意见，将在校实训与校外实习、见习内容衔接，体现护理技术操作、临床思维训练“一本通”特点。因此，本丛书也可供在校生、在岗护理人员参考。

鉴于丛书编写时间短，参编人员精力有限，可能在具体编写过程中还有部分细节有纰漏，欢迎广大读者积极提出宝贵的修改建议，编委会全体成员将衷心感谢读者的关注，并愿意修订丛书，为促进郑州大学“双一流”高校建设做出应有贡献。

编委会

2019 年 8 月 28 日

前言

为贯彻落实《“健康中国2030”规划纲要》，全面践行《全国护理事业发展规划(2016—2020年)》，顺应高等护理专业教育发展与改革的需要，培养能够满足人民群众多样化、多层次健康需求的护理人才，在对国内《康复护理学》教材和辅助教材充分调研的基础上，在郑州大学护理与健康学院领导的周密安排下，经郑州大学护理学专业教材评审委员会的审议和规划，进行了《康复护理学综合实践能力训练教程》的编写。在编写过程中，我们根据全国高等学校本科护理类专业定位和教学计划，围绕教材编写所要求的“三基、五性、三特定”，坚持“规范化、精品化、创新化、数字化”战略，紧扣培养目标，遵循教学规律，围绕提升学生能力，创新编写模式，体现专业特色，构筑学习平台，丰富教学资源，以培养学生基本技能为出发点，紧扣教学大纲要求，突出康复护理的实践教育特点，经全体编者反复讨论最后定稿。因康复护理学是在护理专业的学生已学习了基础护理学、内科护理学、外科护理学等专业理论基础之后开设，是对具体疾病涉及的功能障碍进行康复评定、护理的汇总及实践，故我们的实训教材分为基础康复护理技术、生理功能康复护理技术、物理治疗康复护理干预技术、职业治疗康复护理干预技术、康复护理综合实践能力训练5个模块。以案例导读的形式展开，将教材涉及的实践操作内容进行具体化、规范化描写，附操作流程图和操作评分标准，通过多种类型的作业和评判性思考题，对每一章节的重要知识点进行巩固及强化，还通过具体的案例分析对每种疾病进行一次真实模拟的康复评定、护理，从而加深学生对疾病康复护理的认识，力争配合康复护理学的大纲要求，帮助学生深入理解并掌握具体疾病的康复护理方法。考虑到某些疾病的康复在多数医院并未开展，如癌症、帕金森病、骨质疏松症等，因此没安排相关实训内容。

感谢各位编者的辛勤工作及通力合作，使本教材如期完成，希望《康复护理学综合实践能力训练教程》能成为护理专业学生学习的好助手。但由于作者知识水平及编写经验有限，书中的不足、疏漏在所难免，敬请广大师生提出宝贵意见，以利于进一步修订提高。

张伟宏　许梦雅

2019年6月

目录

注:标 * 号者为校内实验/实践训练项目,其余为临床真实情境实践训练项目。

模块一　基础康复护理技术

项目一　体位摆放技术*

【实验学时】

2 学时。

【实验类型】

技能型实验。

【学习目标】

1. 能说出各种体位摆放的目的。
2. 能准确判断并正确进行体位摆放。
3. 能熟练与患者交流，适时进行健康教育。

【实验目的】

1. 掌握良肢位、功能位和烧伤抗挛缩体位的区别。
2. 熟练掌握良肢位、功能位和烧伤抗挛缩体位的摆放。

【临床案例】

患者丁某，男，36 岁，因“车祸致双下肢活动不能，右侧大腿肿胀、疼痛 2 h”入院。查体发现：双侧大腿前部及内侧深Ⅱ°烧伤；磁共振检查示：$C_7 \sim T_2$ 水平异常信号；X 射线检查示：右股骨干骨折；即行股骨骨折切开复位内固定术及营养神经药物应用。现患者生命体征平稳，神志清、语利，胸骨角水平以下感觉消失，双下肢运动不能，肌张力低下，现遵医嘱实施“体位摆放技术”。

【实验准备】

1. 护士准备：着装整洁，洗手，戴口罩。
2. 用物准备：带护栏病床、枕头（若干）、医嘱单、洗手液。

【操作步骤】

（一）操作前核对、评估，与患者沟通

1. 核对患者的床号、姓名、住院号等信息。
2. 告知患者体位摆放的目的和方法，取得配合。

3. 评估患者病情、意识状态及配合能力、皮肤状况；评估患者损伤部位、管道情况；评估患者功能障碍肢体肌力、关节活动度及需要保持的体位。

4. 妥善固定各种管道。

（参考解释语）

患者和家属您好，我是您的责任护士××，请您告诉我您的名字好吗？（患者：1床丁某。）丁老师，您好！为了促进您的病情恢复，预防或减轻痉挛和畸形的出现，保持躯干和肢体功能状态，预防并发症及继发性损害的发生，促进肢体功能早日康复，遵医嘱现在为您进行体位摆放。我帮您用枕头将您的肢体摆于正确的位置，请您配合一下好吗？您需要便盆吗？还有别的需要吗？（患者：没有。）谢谢您的配合。

（二）操作过程

1. 脊髓损伤（高位）的抗痉挛体位摆放

（1）仰卧位　头部垫枕，将头两侧固定，肩胛下垫枕，使肩上抬前挺、肘关节伸直、前臂旋后、腕背伸、手指微屈，髋、膝、踝下垫枕，足保持中立位。

（2）侧卧位　头部垫枕，上侧上肢保持伸展位，下肢屈曲位，将下侧的肩关节拉出以避免受压和后缩，臂前伸，前臂旋后，肢体下均垫长枕，背后用长枕支撑，以保持侧卧位。

2. 偏瘫的抗痉挛体位摆放

（1）仰卧位　头部垫薄枕，患侧肩胛骨和骨盆下垫薄枕，患侧肩关节稍外展，上臂旋后，肘与腕均伸直，掌心向上，手指伸展位，整个上肢平放于枕上。患侧髋下、臀部、大腿外侧放垫枕，防止下肢外展、外旋。膝下稍垫起，保持伸展微屈，足保持中立位。

偏瘫的抗痉挛体位摆放

（2）健侧卧位　健侧在下，患侧在上，头部垫枕。患侧上肢肩关节前屈不超过90°，置于枕上，使患侧肩胛骨向前向外伸，前臂旋前，手指伸展，掌心向下。患侧下肢取轻度屈曲位，放于长枕上，呈迈步状，患侧踝关节不能内翻悬在枕头边缘，防止足内翻下垂。

（3）患侧卧位　患侧在下，健侧在上，头部垫枕。患侧肩关节稍向前拉出，以避免受压和后缩，患侧上肢肩关节前屈不超过90°，肘关节伸展，前臂旋后，掌心向上。患侧下肢膝关节微屈，髋关节伸直，足背伸90°。健侧肢体放于舒适的位置。

（4）床上坐位　若病情允许，应鼓励病人尽早在床上坐起。病人背后给予多个软枕垫实，使脊柱伸展，达到直立坐的姿势，头部无须支持固定，以利于病人主动控制头的活动。髋关节屈曲90°，患侧肘及前臂下垫软枕，将患侧上肢放在软枕上，也可在面前放置一高度可调节的桌子，桌上放一软枕，将患者上肢置于枕上。

脊髓损伤患者可视同双侧偏瘫进行体位摆放。

3. 骨折的功能位摆放

（1）上肢功能位　肩关节屈曲45°，外展60°（无内、外旋），肘关节屈曲90°，前臂中立位（无旋前或旋后），腕关节背伸30°～45°并稍内收（即稍尺侧偏），各掌指关节和指间关节稍屈曲，由示指至小指屈曲度有规律地递增，拇指在对掌中间位（即在掌平面前方、其掌指关节半屈曲、指间关节微屈）。

骨折的功能位摆放

（2）下肢功能位　下肢髋关节处于伸展中立位，无内、外旋，膝关节屈曲20°～30°，踝关节处于90°中间位。

4. 烧伤抗挛缩体位

烧伤患者多采取长期屈曲和内收的舒适体位，极易导致肢体挛缩畸形。

（1）头面部　去枕，头部充分后仰，戴面具，使用开口器。

（2）上肢　肩关节外展90°～100°并外旋；肘关节处于伸展位；腕关节背伸20°～30°；手背部烧伤者保持腕关节背伸20°～30°，掌指关节（MP）屈曲90°，近端指间关节（PIP）和远端指间关节（DIP）均为0°，拇指外展及对掌位；手掌部烧伤者保持掌指关节、近端指间关节和远端指间关节均为0°，拇指外展，腕背伸20°～30°。

（3）脊柱　保持脊柱呈一条直线，以预防脊柱侧弯，尤其是身体一侧烧伤者。

（4）下肢　保持髋关节中立伸展位；如大腿内侧烧伤，则髋关节外展15°～30°；膝关节伸展位；踝关节背屈90°位，防止跟腱挛缩。

5. 操作后整理床单元，固定好引流管。洗手，记录翻身时间及皮肤情况。

（参考解释语）

丁老师，请您平躺/侧躺/坐，现在我来为您垫上枕头保持体位，您这样躺着舒服吗？请您尽量保持好吗？一种体位保持久了可能会有不适，我会每隔2 h为您更换的。如有任何需要，请按床旁呼叫器，我也会经常来看您的。谢谢您的配合。（患者：好的，谢谢你。）

注意：本临床案例所示患者在疾病早期，患者处于脊髓损伤所致的软瘫期时进行骨折功能位和烧伤抗挛缩体位摆放，进入脊髓损伤所致的痉挛期后进行抗痉挛体位和烧伤抗挛缩体位摆放。

【操作流程图】

见图1-1。

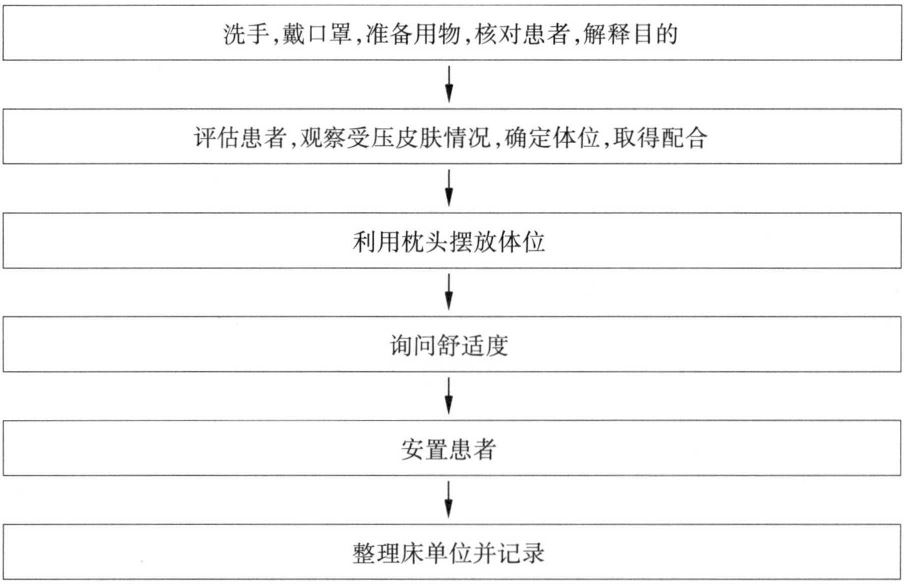

图1-1　体位摆放技术操作流程

【注意事项】

1. 脊髓损伤(高位)患者

(1)仰卧位时操作技术

1)应固定头部,防止肩膀后缩:头部垫枕,将头两侧固定,肩胛下垫枕,使肩上抬前挺。

2)长时间仰卧位,大小便失禁易患压疮:每 1 ~2 h 变换 1 次体位,保持床单位平整、干燥,做好大小便失禁护理。

(2)侧卧位时操作技术　如未采取轴线翻身护理技术会加重脊椎损伤。3 人同步轴线翻身,在侧卧位时,尽量使头部和脊柱保持正常对线,背后用长枕靠住,保持侧卧位,避免脊柱扭曲。

2. 偏瘫患者

(1)仰卧位时足保持中立位易导致足下垂。

防范措施:仰卧位时足摆放成中立位,在床尾放一支被架,把被子支撑起来,避免被子压在足上,或者穿上矫形器预防足下垂。

(2)患侧卧位时肩关节、踝关节姿势不当易引起肩关节脱位、肩手综合征和足下垂。

防范措施:偏瘫患者取患侧卧位时,患肩轻轻向前拉出,避免受压和后缩;患侧腕及手指充分打开放松,不建议在手中抓握物品;患侧手及踝足关节处应由枕头给予充分的支持,避免处于悬空位,应使之处于非抗重力位。

(3)患者抗痉挛体位摆放训练时,室内温度应适宜,因温度太低可使肌张力增高。每 1 ~2 h 变换 1 次体位,以维持良好的血液循环。

3. 省力原则

节省护士及患者体力,避免反复走动和反复翻动患者。

【操作评分标准】

见表 1-1。

表 1-1　体位摆放技术操作评分标准

项目	操作要求	分值	考试评分	备注
操作前准备(10 分)	护士准备:着装整洁,洗手,戴口罩	5		
	用物准备:用物齐全、放置合理	5		
评估(10 分)	患者的年龄、病情、生命体征、皮肤情况	3		
	患者的病情、意识状态及配合能力	2		
	功能障碍肢体肌力、关节活动度;需要保持的体位	3		
	管道情况、心理、知识水平	2		

续表 1-1

项目		操作要求	分值	考试评分	备注
操作要点（68分）	准备	正确核对患者信息，给患者解释目的及注意事项	2		
		协助患者取舒适体位	2		
		根据需要进行皮肤准备	4		
		各种翻身软枕（若干个）	2		
	脊髓损伤（高位）患者	仰卧位：头部、肩胛下垫枕，使肩上抬前挺，腕背伸；髋、膝、踝下垫枕，足中立位	5		
		侧卧位：头部、肢体下垫枕，上肢伸展位，下肢屈曲位，肩关节拉出；背后靠长枕	5		
		侧卧位采取轴线翻身，头部脊椎保持正常对线	5		
		掌握各卧位摆放要领，摆放正确	5		
		患者感觉良好、舒适，无不良反应	5		
	偏瘫患者	仰卧位：患侧肩胛、上肢、髋、臀部、大腿外侧垫枕，上肢平放枕上；下肢伸展微屈	5		
		健侧卧位：上肢伸展位，患侧肩胛骨向前外伸；患侧下肢屈曲位、踝关节放长枕上	5		
		患侧卧位：患臂外展前伸旋后，患肩向前拉出，肘伸展，掌心向上；下肢屈曲位；健腿屈髋屈膝向前放长枕上，健侧上肢放在胸前的枕上或躯干上	5		
	骨关节疾病患者	上肢功能位摆放正确	5		
		下肢功能位摆放正确	5		
	烧伤患者	能根据患者的病情选择正确的体位	4		
		抗挛缩体位摆放正确	4		
操作后终末处置（10分）		整理用物，整理床单位，固定好引流管	5		
		交代注意事项	2		
		洗手、记录翻身时间及皮肤情况	3		
操作后评价（2分）		患者能说出体位摆放的目的，能接受并主动配合	1		
		患者感觉安全舒适	1		
总分			100		

【选择题】

1. 脊髓损伤(高位)的抗痉挛体位摆放,侧卧位的正确方法是　(　　)
   A. 头部垫枕,上侧上肢保持伸展位,下肢屈曲位
   B. 下侧的肩关节拉出
   C. 采用轴线翻身
   D. 臂前伸,前臂旋后
   E. 肢体下均垫长枕,背后用长枕支撑
2. 抗痉挛体位摆放时,如何防止足下垂　(　　)
   A. 患侧踝关节应由枕头给予充分的支持
   B. 患侧踝关节避免处于悬空位
   C. 床尾放一支被架
   D. 患侧踝关节处于非抗重力位
   E. 患侧踝关节应内翻状悬在枕头边缘
3. 骨折患者上肢功能位摆放的正确方法是　(　　)
   A. 肩关节屈曲 45°,外展 60°(无内、外旋)
   B. 肘关节屈曲 90°
   C. 腕关节背伸 30°～45°并尺侧偏
   D. 前臂中立位
   E. 拇指在对掌中间位
4. 大腿内侧烧伤抗挛缩体位摆放的正确方法是　(　　)
   A. 髋关节外展 15°～30°
   B. 膝关节伸展位
   C. 肩关节外展 90°～100°并外旋
   D. 去枕,头部充分后仰
   E. 踝关节背屈 90°
5. 本临床案例所示患者处于脊髓损伤所致的软瘫期时如何进行体位摆放　(　　)
   A. 抗痉挛体位
   B. 偏瘫良肢位
   C. 骨折功能位
   D. 手休息位
   E. 烧伤抗挛缩体位

【评判性思考】

1. 操作前如何对患者家属进行解释?
2. 操作后如何对患者及其家属进行指导和健康教育?
3. 如何更好地交流,让患者放松情绪,更好地配合诊疗与护理?

项目二 轴线翻身护理操作技术*

【实验学时】

1 学时。

【实验类型】

技能型实验。

【学习目标】

1. 掌握轴线翻身的操作要点。
2. 能正确指导患者及其家属进行轴线翻身。

【实验目的】

1. 提高学生轴线翻身的操作水平。
2. 协助颅骨牵引、颈椎损伤、脊髓损伤患者床上翻身,防止脊髓再次损伤。
3. 预防压疮发生;增加患者舒适感。

【临床案例】

患者王某,男,69 岁,以“四肢乏力伴躯干及双下肢感觉消失 11 个月”为主诉入院。门诊以“颈髓损伤伴四肢不全瘫”收入院。患者 2018 年 6 月 1 日下午 3 点左右在家中二楼不慎摔至一楼地面,当时头部着地后意识丧失,醒来后头部疼痛剧烈,四肢乏力,乳头以下感觉消失,大小便失禁。在当地医院行头颅 CT 示:蛛网膜下腔出血,颈椎 CT 示 $C_{6/7}$ 椎间盘损伤伴突出;MRI 示:$C_{6/7}$ 椎体前缘条带状高信号影,脊髓明显受压,入院后予以降颅压、抗感染等对症治疗后头痛好转,患者转至骨科行全麻下颈椎前路减压植骨融合内固定术,术后予抗感染、脱水消肿、营养神经等对症治疗,目前患者遗留四肢乏力伴躯干及双下肢感觉消失症状。

体格检查:手握力 0 级,左侧肩前屈肌群 4 级,肩外展肌群 4 级,屈肘肌群 5 级,伸肘肌群 3-级,左下肢肌力 0 级;右侧肩前屈肌群 4 级,肩外展肌群 4 级,屈肘肌群 5 级,伸肘肌群 3 级,右下肢肌力 0 级。肌张力:双上肢正常,双下肢伸肌张力 1+级。左掌指关节、指间关节活动受限。双侧巴氏征阳性,生理反射消失。现遵医嘱实施轴线翻身护理,预防压力性损伤,防止脊髓再次损伤。

【实验准备】

1. 护士准备：着装整洁，洗手，戴口罩，2～3人操作。

2. 用物准备：大单、软枕（2～3个）、翻身记录卡。

3. 患者准备：提前排空引流液或清理大小便，确保操作顺利进行。

【操作步骤】

（一）操作前核对、评估，与患者沟通

1. 核对患者的床号、姓名、性别等信息。

2. 评估患者的病情、意识、生命体征、脊柱及脊髓损伤部位及程度、皮肤、伤口及管路情况，以及患者上下肢肌力和配合度。

3. 评估操作环境温度是否适宜，无关人员回避，注意保护患者隐私。

（参考解释语）

您好，能告诉我您的床号和姓名吗？（患者：1床，王某。）1床王老师是吧？王老师，为了预防您的皮肤长时间受压破损和脊髓再次损伤，使您更加舒适，需要定时协助您进行轴线翻身。这个操作很简单，就是在翻身过程中您的双上肢放于胸前，头、颈、躯干在同一条直线，翻身后我们会用枕头帮助您维持姿势。现在您是仰卧位，待会儿咱们往右侧翻身，请您配合好吗？（检查患者管路情况，排空引流袋并夹毕，调整位置，避免翻身时牵拉。）

（二）操作过程

1. 操作者携用物至患者床旁，核对患者，帮助患者移去枕头，松开被尾。

2. 患者仰卧、两臂交叉于胸前。

3. 3位操作者站于患者一侧，将患者平移至操作者同侧床缘，然后操作者移至对侧。

4. 患者有颈椎损伤时，由3位操作者共同完成：第1位操作者帮助患者佩戴颈托，双手固定头部，沿纵轴上略加牵引，使头、颈随躯干一起缓慢转动；第2位操作者将双手分别置于肩部、背部；第3位操作者将双手分别置于腰部、臀部。

轴线翻身

5. 其中1个人发口令，3个人同步翻转，将患者整个身体翻向操作者一侧，将体位转为侧卧位。患者头部置枕，背部垫软枕，两膝之间放软枕，双膝呈自然弯曲状。翻转时，使患者的头、颈、肩、腰、髋保持在同一水平线上，翻身角度不超过60°。翻身时注意观察患者病情变化。

6. 观察枕后、肩胛、骶尾部、足跟皮肤受压情况及敷料覆盖情况。

7. 若患者不是颈椎损伤，可由2位操作者完成轴线翻身，按照第2位和第3位操作者的操作进行。

8. 整理床单位，妥善固定管路。

9. 洗手，记录翻身时间及皮肤情况。

（参考解释语）

王老师，现在开始为您翻身。我帮您把头抬一下，先把枕头移开，请把您的双手放在胸前，待会儿翻身时请您不要翻转和用力，有什么不舒服的地方请马上告诉我们。现在把您移至对侧，为翻身留出空间。

（翻身后）王老师，您的皮肤情况很好，伤口敷料固定妥善。您这样躺着舒服吗？平时一定要注意，头、颈、躯干一定要在一条直线，以免造成再次损伤。请问您还有什么需要吗？呼叫器放在您枕边了，有什么需要随时叫我，我也会定时过来巡视病房的。

【操作流程图】

见图 1–2。

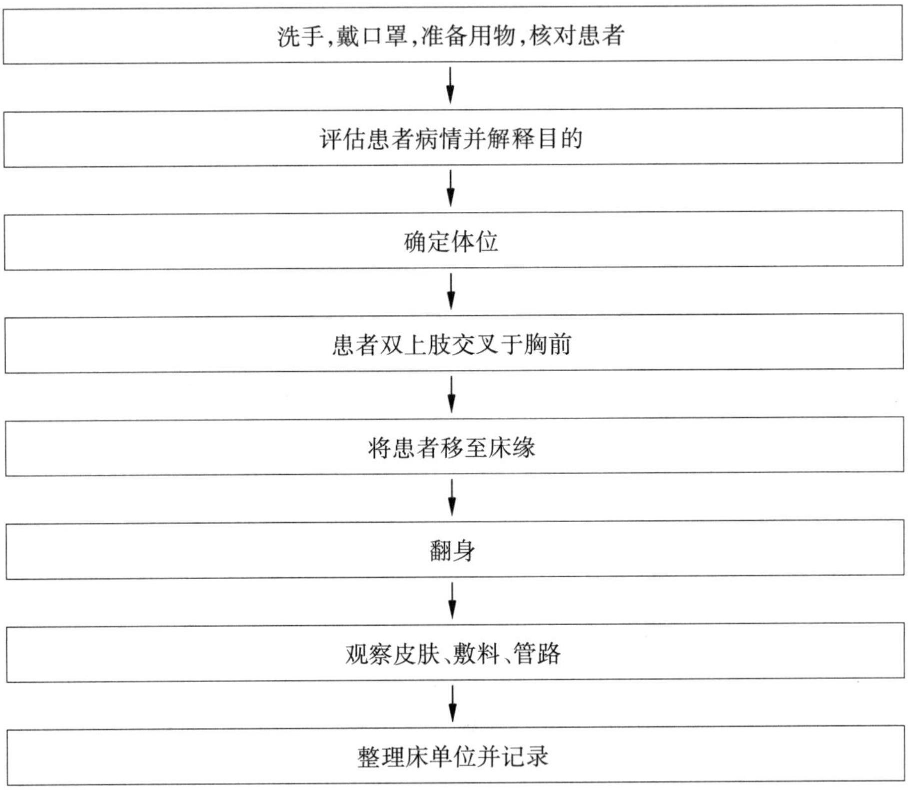

图 1–2　轴线翻身护理技术操作流程

【注意事项】

1. 保持脊柱平直

（1）为患者翻身时，责任护士发口令，其他操作者协助，同时用力，以保证脊柱平直，避免躯干扭曲加重脊柱骨折、脊髓损伤和关节脱位。

（2）翻转角度不可超过 60°，避免脊柱负重增大引起关节突骨折。

（3）患者有颈椎损伤时，勿扭曲或者旋转患者头部，以免加重神经损伤引起呼吸肌麻痹而发生意外。

2. 防范措施

(1)翻身时注意为患者保暖并防止坠床。

(2)翻身过程中密切观察病情变化,有任何不适应暂缓翻身,确保安全。

(3)准确记录翻身时间、卧位、皮肤受压情况。

【操作评分标准】

见表1–2。

表1–2　轴线翻身护理技术操作评分标准

项目	操作要求	分值	考试评分	备注
操作前准备（11分）	护士准备:工作衣、帽、鞋穿戴整齐,规范	3		
	评估:评估患者病情、意识状态及配合能力,观察患者损伤部位,伤口情况和管路情况及患者上下肢肌力	6		
	用物准备:各种翻身软枕(2～3个)	2		
操作要点（79分）	核对患者,向患者解释操作的目的、意义,取得患者配合	3		
	移去枕头,松开被尾	3		
	第1位操作者站于患者头部,第2位和第3位操作者分别站于患者同一侧	5		
	第1位操作者移开头颈两侧沙袋,双手固定患者头部,沿纵轴方向向上略加牵引	8		
	将患者双手交叉放于胸前,第2位操作者双手分别置于患者肩部、背部	5		
	第3位操作者将双手分别置于患者腰部、臀部	5		
	第1位操作者发口令,3人同步翻转	6		
	患者头、颈、胸、腰、髋部保持在同一水平线,翻身角度不超过60°	10		
	固定患者头颈部,背部垫软枕支撑;两膝之间放软枕,双膝呈自然弯曲状	10		
	第2位操作者调整患者受压侧肢体	3		
	整理床单位、洗手、准确记录翻身时间及皮肤情况	6		
	注意节力原则,卧位稳定,患者舒适。患者无颈椎损伤时,可由2位操作者(同上)完成轴线翻身	10		
	翻身时注意保暖并预防坠床	5		

续表 1-2

项目	操作要求	分值	考试评分	备注
提问（10 分）	1. 翻转角度不超过多少	5		
	2. 轴线翻身应遵循的最重要的原则是什么	5		
总分		100		

【选择题】

1. 轴线翻身角度不能超过　　（　　）

A. 30°　　B. 50°

C. 60°　　D. 80°

E. 90°

2. 颈椎损伤患者在翻身过程中尤其要注意　　（　　）

A. 颈部　　B. 胸部

C. 腰部　　D. 臀部

E. 头部

【评判性思考】

1. 轴线翻身适用于哪些患者？

2. 若在院外遇见高空坠落受伤的患者，移动时应重点注意什么？

项目三　床上运动及体位转移技术*

【实验学时】

2 学时。

【实验类型】

技能型实验。

【学习目标】

1. 能协助不会自主翻身的患者床上翻身。
2. 能定时协助患者更换体位。

【实验目的】

1. 协助患者翻身，预防压疮，增加患者舒适感。
2. 协助患者独立完成各项日常活动，提高其生活质量。

【临床案例】

患者丁某，男，68 岁。因"脑出血后肢体功能障碍 1 月余"入院，患者神志清，精神可，左侧肢体瘫痪，患侧肌张力增高。查体：Brunnstrom 运动功能评定：左上肢Ⅱ期，左下肢Ⅱ期，左手Ⅰ期；左侧肱二、三头肌腱反射增强；左侧膝、跟腱反射增强；左侧巴宾斯基征（Babinski sign）阳性；左侧浮髌试验阳性；日常生活活动能力降低，Barthel 指数：25 分；坐位平衡 1 级；入院后积极行相关检查，现患者病情稳定，遵医嘱协助患者进行床上运动及体位转移技术训练。

【实验准备】

1. 护士准备：着装整洁，洗手，戴口罩。
2. 用物准备：轮椅，软枕（2 个）。

【操作步骤】

（一）操作前核对、评估、与患者沟通

1. 核对患者的床号、姓名、性别等信息。
2. 评估环境温度及安全度。
3. 评估患者的病情、意识状态、受压皮肤情况、理解和学习能力、配合能力；评估患者平衡能力、协调性、肢体肌力，肌张力；评估患者需要进行的转移方式和需要帮助的程度。
4. 健康教育：告知患者床上运动及体位转移的方法和目的，床上运动及体位转移过程中的配合要点。

（参考解释语）

您好，能告诉我您的床号和姓名吗？（患者：1床丁某。）是1床丁老师吧。丁老师您好，我是您的责任护士××，您最近病情稳定，进入了康复的黄金时期，遵医嘱我来协助您进行床上运动及体位转移技术训练，训练之后您就可以逐渐离开病床活动了，请您配合好吗？（患者：好的。）我先来评估一下您的功能恢复情况和皮肤情况。您的双上肢可以抬起吗？（抬起2次）请用您最大力气抓握我的双手。（患者：抓不了。）您的双下肢可以抬起吗？（患者：抬不了。）您的双下肢可以在床上平移吗？（患者：可以。）

Bobath 握手翻身检查皮肤，（患侧 Brunnstrom 运动功能评定：左上、下肢均Ⅱ期，左手Ⅰ期；皮肤完好，无破损，无管路）。

（二）操作过程

1. 偏瘫患者床上运动及体位转移

（1）床上运动

1）从仰卧位到患侧卧位

· 患者仰卧，双侧髋、膝屈曲。

· 双上肢 Bobath 握手伸肘，肩前屈上举约90°。

· 健侧上肢带动患侧上肢先摆向健侧，再反方向摆向患侧，借助摆动的惯性翻向患侧。

2）从仰卧位到健侧卧位

· 患者仰卧，健足置于患足下方。

· 双手 Bobath 握手上举后向左右两侧摆动，利用躯干的旋转和上肢摆动的惯性向健侧翻身。

偏瘫患者 Bobath 握手

3）由卧位到床边坐位

· 独立从健侧坐起：患者健侧卧位，患腿跨过健腿。用健侧前臂支撑自己的体重，头、颈和躯干向上方侧屈。用健腿将患腿移到床沿下。改用健手支撑，使躯干直立。

· 独立从患侧坐起：患者患侧卧位，用健手将患臂置于胸前，提供支撑点。头、颈和躯干向上方侧屈。健腿跨过患腿，在健腿帮助下将双腿置于床沿下。用健侧上肢横过胸前置于床面上支撑，侧屈起身、坐直。

· 在辅助者辅助下坐起：患者取侧卧位，两膝屈曲。辅助者先将患者双腿放于床边，然后一手托着位于下方的腋下或肩部，另一手按着患者位于上方的骨盆或两膝后方，令患者向上侧屈头部。护士抬起下方的肩部，以骨盆为枢纽转移成坐位。

偏瘫患者辅助坐起

4）由床边坐位到卧位

· 独立从患侧躺下：患者坐于床边，患手放在大腿上，健手从前方横过身体，置于患侧髋部旁边的床面上。患者将健腿置于患腿下方，并将其上抬到床上。当双腿放在床上后，患者逐渐将患侧身体放低，最后躺在床上。

· 独立从健侧躺下：患者坐于床边，患手放在大腿上，健腿置于患腿后方。躯干向健侧倾斜，健侧肘部支撑于床上，用健腿帮助患腿上抬到床上。当双腿放在床上后，患者逐渐将身体放低，最后躺在床上，并依靠健足和健肘支撑使臀部向后移动到床的中央。

· 在辅助者辅助下躺下：患者坐于床边，患手放在大腿上，患腿置于健腿上。辅助者站在其患侧（右侧），用左上肢托住患者的颈部和肩部。辅助者微屈双膝，将右手置于患者的腿下,当患者从患侧躺下时帮助其把双腿抬到床上。辅助者转到床的另一侧,将双侧前臂置于患者的腰及大腿下方。患者用左足和左手用力向下支撑床面,同时辅助者向床的中央拉患者的髋部。调整好姿势,取舒适的患侧卧位。

(2)体位转移

1)由坐位到立位的独立转移　①患者坐于床边,双足分开与肩同宽,两足跟落后于两膝,患足稍后,以利于负重及防止健侧代偿。②双手 Bobath 握手,双臂前伸。躯干前倾,使重心前移,患侧下肢充分负重。臀部离开床面,双膝前移,双腿同时用力慢慢站起,立位时双腿同等负重。

2)由立位到坐位的独立转移　①患者背靠床站立,双下肢平均负重,双手 Bobath 握手,双臂前伸。②躯干前倾,同时保持脊柱伸直,两膝前移,屈膝、屈髋。③慢慢向后、向下移动臀部和髋部,坐于床上。

3)由坐位到立位的辅助转移　①患者坐于床边或椅子上,躯干尽量挺直,双足平放地上,患足稍偏后。②患者 Bobath 握手伸肘,辅助者站在患者偏瘫侧,面向患者,指引患者躯干充分前倾,髋关节尽量屈曲,并注意引导患者体重向患腿移动。③辅助者进一步引导患者将重心向前移到足前掌部,一手放在患膝上,重心转移时帮助患者把患膝向前拉,另一手放在患者对侧臀部帮助其抬起身体。④患者伸髋伸膝,抬臀离开床面后挺胸直立。⑤起立后患者双下肢应对称负重,辅助者可继续用膝顶住患膝以防过度屈曲。

偏瘫患者由坐位到立位的辅助转移

4)由立位到坐位　与上述顺序相反。

5)独立由床到轮椅的转移　①患者坐在床边,双足平放于地面上。②轮椅置于患者健侧,与床呈 45°角,制动,移开近床侧脚踏板。③患者健手支撑于轮椅远侧扶手,患手支撑于床上,患足位于健足稍后方。④患者向前倾斜躯干,健手用力支撑,抬起臀部,以双足为支点旋转身体直至背靠轮椅。⑤确信双腿后侧贴近轮椅后正对轮椅坐下。

6)在辅助者辅助下由床到轮椅的转移　①患者坐在床边,双足平放于地面上。②轮椅置于患者健侧,与床呈 45°角,制动,移开近床侧脚踏板。③辅助者面向患者站立,双膝微屈,腰背挺直,双足放在患足两边,用自己的膝部在前面抵住患膝,防止患膝倒向外侧。④辅助者一手从患者腋下穿过置于患者患侧肩胛上,并将患侧前臂放在自己的肩上,抓住肩胛骨的内缘,另一上肢托住患者健上肢,使其躯干向前倾。⑤将患者的重心前移至其脚上,直至患者的臀部离开床面。⑥辅助者引导患者转身坐于轮椅上。

(参考解释语)

丁老师您好,现在我们要进行床上运动及体位转移技术训练,包括由仰卧位到侧卧位、由卧位到床边坐位、由床边坐位到卧位、由坐位到立位的转移、由床到轮椅的转移等,我会根据您的接受情况,循序渐进地辅助您学会并完成,您放心,我会在旁边协助您的,您不用紧张,按照我的指令一步步进行,请您配合好吗?

2. 截瘫患者床上运动及体位转移

(1)床上运动

1)独立从仰卧位到俯卧位翻身(向右侧翻身)　①患者仰卧,头、肩屈曲,双上肢伸展上举、对称性摆动,产生钟摆样运动。②向左侧甩动,使右上肢越过身体左侧,以获得下一步向右翻转所需的动力。③再屈曲头、肩,双上肢迅速从左侧甩向右侧。借助于上肢甩动的惯性使躯干和下肢翻成俯卧位。④将左前臂支撑于床面并承重，右肩进一步后拉，使两侧前臂同等负重。⑤将双上肢置于身体两侧。

2）在辅助者辅助下从仰卧位到侧卧位的翻身动作（向右侧翻身） ①患者仰卧，辅助者立于患者的左侧。②辅助者帮助患者将左上肢横过胸前，将左下肢跨过右下肢，左足置于右侧床面。③辅助者一只手置于患者左侧腰下，另一只手置于患者左侧髋部下方，腹部抵住床沿作为支撑点。④辅助者用力推动患者髋部向上，使患者右侧卧。⑤帮助患者调整好卧姿。

（2）卧位-坐位转换

1）由仰卧位独立坐起 ①患者仰卧，上举双臂。②用力左右摆动躯干，利用惯性将右上肢甩过身体左侧，翻向左侧。③用左肘支撑床面，然后变成双肘支撑，抬起上身。④将体重移到右肘上，然后将左肘移近躯干。⑤保持头、肩前屈，将右上肢撤回身体右侧，并用双肘支撑保持平衡。⑥将身体转向左肘支撑，同时外旋右上肢，在身体后伸展，右手支撑床面。⑦调整身体位置使重心向右上肢转移，同样外旋左上肢，在身体后伸展，用左手支撑床面。⑧慢慢交替将双手向前移动，直至体重移到双下肢上，完成坐起动作。

2）利用上方吊环由仰卧位坐起 ①患者仰卧，用右腕勾住上方吊环。②向吊环方向拉动身体，并依靠左肘支撑体重。③在吊环内屈曲右肘关节，并承重，同时将左肘移近躯干。④用左肘支撑体重，右上肢在外旋上举位屈曲，右腕抵住吊环链条。⑤用右上肢承重，左上肢在身体后外旋并伸肘支撑床面。⑥体重移至左上肢，右上肢从吊环中取下，在身体后方外旋伸肘支撑于床面。⑦交替向前移动双手，直到躯干直立、上下肢承重。

3）由坐位躺下 ①患者在床上取长坐位。②双手在髋后支撑，保持头、颈向前屈曲。③身体向右后侧倾倒，用右肘承重。④屈曲左上肢，将一半体重转移至左肘。⑤保持头、肩屈曲，交替伸直上肢直到躺平。

（3）床上直腿坐位（即长坐位）移动

患者床上直腿坐位移动

1）支撑向前方移动 ①患者取长坐位，双下肢外旋，膝关节放松。②头、肩、躯干充分向前屈曲，头超过膝关节，使重心线落在髋关节前方，以维持长坐位平衡。③双手靠近身体，在髋关节稍前一点的位置支撑。④双手用力支撑上抬臀部。⑤保持头、躯干向前屈曲，使臀部向前移动。

2）支撑向侧方移动（向左移动） ①患者取长坐位，右手半握拳置于床面，紧靠臀部。②左手放在与右手同一水平而离臀部约 30 cm 的地方，肘伸展，前臂旋后或中立位。③躯干前屈使头超过膝部，上抬臀部，同时头和肩转向右侧，带动左肩向前移动、右肩向后移动。④因背阔肌有神经支配，可拉动骨盆移向左手处。⑤用上肢将双腿位置摆正。

（4）床-轮椅之间转移

1）床与轮椅之间的独立转移

· 从轮椅到床的侧方成角转移（从右侧转移）：轮椅右侧靠近床，与床呈 20°～30°角，制动，移开右侧脚踏板。患者在轮椅中先将臀部向前移动，右手支撑床面，左手支撑轮椅扶手，同时撑起臀部并向前、向右侧方移动到床上。

· 从床到轮椅的侧方成角转移（从右侧转移）：患者坐于床边，轮椅置于床右侧，与床呈 20°～30°角，制动，卸下靠床侧扶手，移开靠床侧脚踏板。患者右手扶轮椅远侧扶手，左手支撑床面，同时撑起躯干并向前、向右侧方移动到轮椅上。

2）床与轮椅之间的辅助转移　①轮椅与床边呈30°角，刹住车闸，翻起脚踏板。②患者呈仰卧位，双上肢置于身体两侧，双臂肘关节屈曲支撑于床面上。③嘱患者利用双肘的支撑抬起上部躯干后，逐渐改用双手掌撑住床面，支撑身体坐起。④协助把患者的双腿移下床，坐在床边，协助穿鞋。⑤患者双上肢放在协助者肩上，下颌放在协助者一侧肩上，协助者双腿夹住患者膝部，双手抓住患者裤腰并提起，将患者转移到轮椅。

（参考解释语）

丁老师您好，请您用肘关节和肩关节的力量坐起好吗？（协助坐起，身体前倾）床上运动您学过吗？用您的双手撑床，使臀部抬离床面重心向后移动，您做得非常好，现在我们用双手撑床移向床边好吗？（指导患者身体前倾，协助把患者的双腿移下床，坐在床边，协助穿鞋）现在我们由深坐位转为浅坐位好吗？（患者：好的。）协助至床边摆好双下肢，嘱咐患者扶好。打开刹车移到床边30°～45°刹车停好，收起脚踏板。现在轮椅在您的面前，您的身体移向轮椅方，（帮患者的脚放在轮椅的两踏板中间）您的一只手放在轮椅的扶手上一只手支撑于床面，使臀部移向椅座，我们来试一下，您放心，我会在旁边协助您的。（帮助患者坐到轮椅上）您做得非常好，现在您的双手撑在扶手上将身体向后移动靠向椅背，把脚踏板放下来（把病人的脚放上去，把安全带系好）。

【操作流程图】

见图1-3。

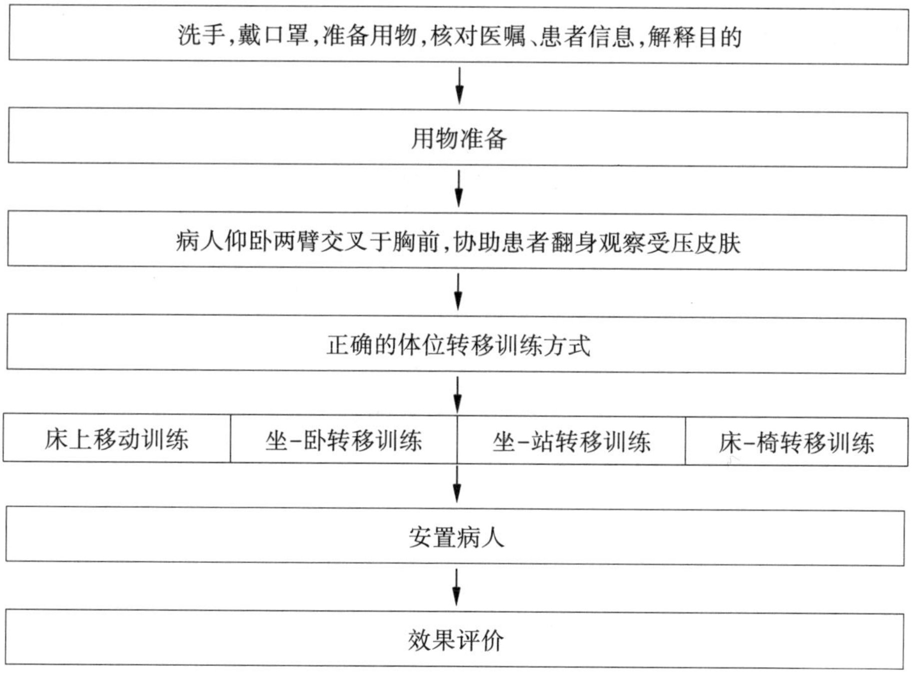

图1-3　床上运动及体位转移技术操作流程

【注意事项】

1. 床上运动及转移指导训练时，注重观察病人心理。体位转移前消除患者的紧张、对抗心理，以取得配合。护理人员应详细讲解转移的方向、方法和步骤，使患者处于最佳的起始位置。

2. 转移前，向患者家属说明转移的要求和目的，取得家属的理解和配合；转移前后注意观察患者全身皮肤情况及肢体血液循环情况，有引流管者要事先固定好导管，以防滑脱。

3. 患者和操作者采用较大的站立支撑面以保证转移动作的稳定性，操作者在患者的重心附近进行协助，要注意转移的正确姿势。

4. 转移中，应做到动作协调轻稳，不可拖拉，保证患者安全。向患者分步解释动作顺序及要求，以获得患者主动配合，并鼓励患者尽可能发挥自己的残存能力，同时给予必要的指导和协助，每次协助仅给予最小的帮助，并依次减少辅助量，尽量让患者独立完成体位转移。被动转移应作为最后选择的转移方法。

5. 互相转移时，两个平面之间的高度尽可能相等，两个平面应尽可能靠近，两个平面的物体应稳定：如轮椅转移时必须先制动，椅子转移时应在最稳定的位置。

6. 转移前，帮助或指导患者穿着合适的鞋、袜、裤子，以防跌倒。转移后，注意保持患者体位的正确、稳定、舒适和安全。

7. 肢体功能障碍较重和认知障碍患者，不要勉强进行独立转移活动。

【操作评分标准】

见表1–3。

表1–3 床上运动及体位转移技术操作评分标准

项目	操作要求	分值	考试评分	备注
操作前准备（10分）	护士准备：着装整洁、洗手、戴口罩	5		
	用物准备：用物齐全、放置合理	5		
评估（12分）	患者的年龄、病情、生命体征、皮肤情况	3		
	患者的病情、意识状态及配合能力	3		
	功能障碍肢体肌力、肌张力、平衡协调性	4		
	心理、知识水平	2		

续表 1–3

<table>
<tr><th colspan="2">项目</th><th>操作要求</th><th>分值</th><th>考试评分</th><th>备注</th></tr>
<tr><td rowspan="16">操作要点（66 分）</td><td rowspan="4">准备</td><td>正确核对患者信息</td><td>2</td><td></td><td></td></tr>
<tr><td>给患者解释目的、注意事项</td><td>2</td><td></td><td></td></tr>
<tr><td>患者取适当体位</td><td>2</td><td></td><td></td></tr>
<tr><td>轮椅，软枕（两个）</td><td>2</td><td></td><td></td></tr>
<tr><td rowspan="7">偏瘫患者</td><td>床上翻身</td><td>4</td><td></td><td></td></tr>
<tr><td>床上卧位移动</td><td>5</td><td></td><td></td></tr>
<tr><td>由卧位到床边坐位</td><td>5</td><td></td><td></td></tr>
<tr><td>由床边坐位到卧位</td><td>5</td><td></td><td></td></tr>
<tr><td>坐位与立位之间的转移</td><td>5</td><td></td><td></td></tr>
<tr><td>床与轮椅之间的独立转移</td><td>5</td><td></td><td></td></tr>
<tr><td>床与轮椅之间的辅助转移</td><td>5</td><td></td><td></td></tr>
<tr><td rowspan="5">截瘫患者</td><td>床上运动</td><td>4</td><td></td><td></td></tr>
<tr><td>卧位与坐位之间的转换</td><td>5</td><td></td><td></td></tr>
<tr><td>床上直腿坐位的移动</td><td>5</td><td></td><td></td></tr>
<tr><td>床与轮椅之间的独立转移</td><td>5</td><td></td><td></td></tr>
<tr><td>床与轮椅之间的辅助转移</td><td>5</td><td></td><td></td></tr>
<tr><td colspan="2" rowspan="3">操作后终末处置（10 分）</td><td>整理用物，整理床单位，固定好引流管</td><td>5</td><td></td><td></td></tr>
<tr><td>交代注意事项</td><td>2</td><td></td><td></td></tr>
<tr><td>洗手、记录翻身时间及皮肤情况</td><td>3</td><td></td><td></td></tr>
<tr><td colspan="2" rowspan="2">操作后评价（2 分）</td><td>患者能说出床上运动的目的，能接受并主动配合</td><td>1</td><td></td><td></td></tr>
<tr><td>患者感觉安全舒适</td><td>1</td><td></td><td></td></tr>
<tr><td colspan="2">总分</td><td></td><td>100</td><td></td><td></td></tr>
</table>

【简答题】

1. 患者独立进行床与轮椅之间的转移需要具备什么条件？
2. 床上运动及体位转移的注意事项有哪些？

【评判性思考】

1. 患者如何进行床上翻身训练？
2. 如何更好地交流，让患者消除恐惧心理，更好地配合床上运动及体位转移？

模块二　生理功能康复护理技术

项目一　呼吸功能训练技术

【实验学时】

2 学时。

【实验类型】

技能型实验。

【学习目标】

1. 掌握呼吸功能训练技术的目的。
2. 掌握呼吸功能训练技术的操作方法。
3. 能正确指导患者进行呼吸功能训练。

【实验目的】

1. 提高学生的临床应用指导能力。
2. 改善患者对呼吸运动的控制和调节,改善呼吸肌肌力、耐力和协调性。
3. 维持和增大胸廓活动度,促进 O_2 吸入和 CO_2 排出,改善患者的心肺功能。
4. 提升患者的肺活量、肺部的膨胀能力和有效咳嗽能力,防止痰液堆积。

【临床案例】

患者李某,女,65 岁。因“反复咳喘 8 年,气促 2 年伴发热 2 d”入院。既往史无特殊,体格检查:肺气肿征阳性,双肺过清音,双中下肺湿啰音,双肺呼吸音粗。入院时动脉血气分析 pH:7.387,PCO_2:43.5 mmHg,PO_2:47.5 mmHg,HCO_3:24 mmol/L,BE:0.6 mmol/L,SPO_2:81.1%,入院后给予抗感染、化痰药物治疗,并遵医嘱进行呼吸功能训练指导。

【实验准备】

1. 护士准备:着装整洁,洗手,戴口罩。
2. 用物准备:书、沙袋、呼吸训练器。
3. 患者准备:为患者解释呼吸功能训练的目的、配合要点及注意事项,合理安排吃饭时间,呼吸功能训练安排在两餐之间。

【操作步骤】

(一)操作前核对、评估、与患者沟通

1. 核对患者的床号、姓名、性别等信息。

2. 评估患者的病情、意识状态、配合程度及吃饭时间。

（参考解释语）

您好，能告诉我您的床号和姓名吗？1床李老师是吧。李老师，因为您的呼吸功能下降，痰液难以自行咳出，现在需要指导您进行呼吸功能锻炼，以改善您的呼吸肌肌力、耐力和协调性，维持和增大胸廓活动度，促进O_2吸入和CO_2排出，提升肺活量和有效咳嗽能力，防止痰液堆积。请您配合一下好吗？请问您几点吃的饭？（患者已进食2 h，可以进行呼吸功能训练）咱们今天需要学习缩唇呼吸/腹式呼吸/局部呼吸肌训练/强化呼吸肌训练，请您跟着我做。

（二）操作过程

1. 缩唇呼吸训练

（1）协助患者取端坐位，双手扶膝。

（2）指导患者吸气时让气体从鼻孔进入，稍屏气片刻，呼气时缩拢口唇呈吹哨样，使气体通过缩窄的口缓缓将肺内气体吹出。每次呼气持续4～6 s，吸/呼比为1∶2～1∶3，或是呼吸频率<20次/min。每天练习3～4次，每次15～30 min。

缩唇呼吸

（参考解释语）

李老师，请您坐在椅子上，用鼻子吸气，呼气时缩拢口唇呈吹哨样，慢慢呼气，吸呼比为1∶2～1∶3。

2. 腹式呼吸训练

（1）协助患者取合适的卧位　①仰卧位：髋关节、膝关节轻度屈曲，一手放于上胸部感觉胸部和呼吸肌的活动，另一手置于胸骨底腹部感觉横膈活动。②坐位：坐于椅子或床上，足跟着地，脊柱伸展并保持前倾，一手放于上胸部或膝外侧支撑身体，另一手放于腹部。③立位：站立于扶手旁，一手放于上胸部或握住扶手支撑身体，另一手放于腹部。④活动时：适用于步行、上楼梯和骑自行车等，利用有节律的呼吸配合身体的活动，从而减轻活动中出现气促的状况，缓解紧张状态。

（2）指导患者闭口用鼻深吸气，腹部隆起，使膈肌尽量下移，吸气末稍屏息2～3 s（熟练后可逐渐延长至5～10 s），然后缩唇缓慢呼气，腹部尽量回收，缓缓吹气达4～6 s。同时放于腹部的手逐渐向腹部加压，促进横膈上移；也可将两手置于肋弓，在呼气时加压以缩小胸廓，促进气体排出。呼吸深而缓，要求呼气时间是吸气时间的2～3倍。深呼吸训练的频率为8～10次/min，持续3～5 min，每天数次，熟练后增加训练次数和时间。

（参考解释语）

李老师，请您平躺，髋关节、膝关节轻度屈曲，一只手放于腹部，另一只手放于上胸部，闭口用鼻深吸气，腹部隆起，使膈肌尽量下移，吸气末稍屏息2～3 s，然后缩唇缓慢呼气，腹部回收，缓缓吹气达4～6 s。同时放于腹部的手逐渐向腹部加压，促进横膈上移，促进气体排出。吸呼比为1∶2～1∶3。

3. 局部呼吸训练

（1）协助患者取仰卧位或坐位，护士将手放于局部呼吸的胸壁相应位置。

（2）嘱咐患者放松胸壁肌肉，护士从呼气末期开始逐渐用力压迫胸壁，患者用鼻子吸气，边吸气边减轻手部力量。

局部呼吸训练

4. 强化呼吸肌的训练

强化呼吸肌训练

(1)腹部重锤负荷法

1)协助患者取屈膝仰卧位,腹式呼吸(吸气)锻炼时,在腹部加重物以对抗腹部膨隆,使腹部辅助呼吸肌及横膈的运动强度增大。

2)根据患者耐受力,上腹部放一本书或沙袋。患者取仰卧位,腹部放沙袋做挺腹训练,开始为1.5~2.5 kg,以后可逐步增加至5~10 kg,5 min/次;也可做仰卧位下双下肢屈髋屈膝,双膝尽量贴近胸壁的训练,以增强腹肌肌力。

(2)呼吸训练器

1)协助患者取合适的卧位。

2)指导患者进行呼气训练:深吸一口气,缩唇含住咬嘴,1 s内用力呼出。吸气训练:先排出肺部气体,缩唇含住咬嘴,在1 s内用力吸气。呼气或吸气训练每10次为1组,每天上午下午各训练1组。呼吸管直径根据患者病情选择,呼吸节律应缓慢、深长,7~8次/min。

【操作流程图】

见图2-1。

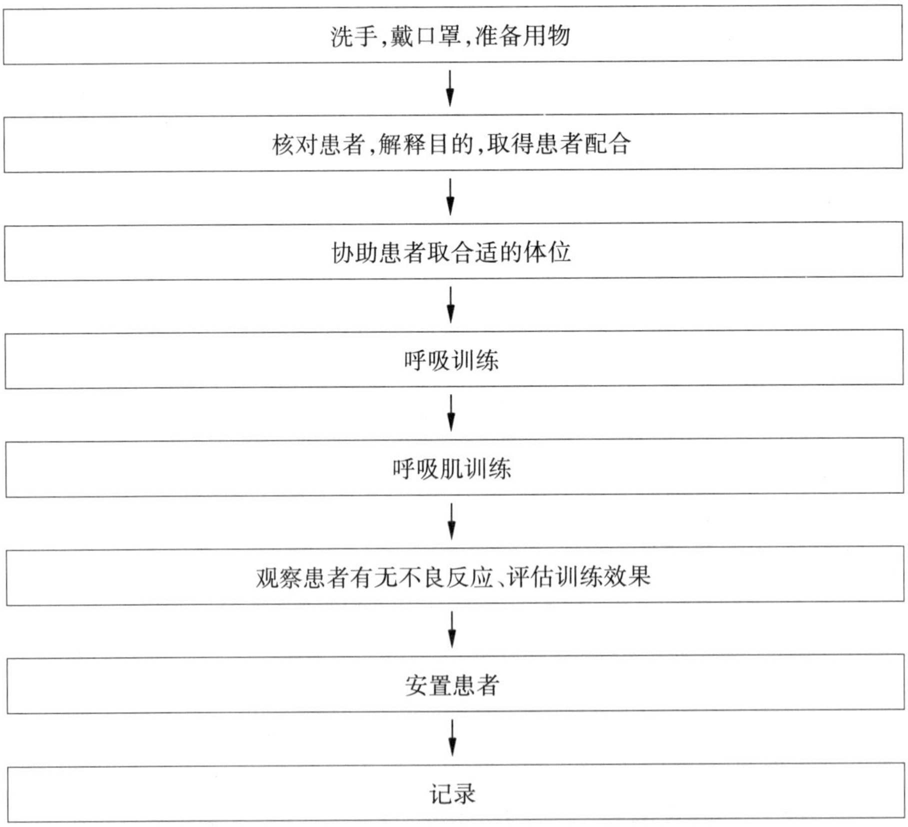

图2-1 呼吸功能训练技术操作流程

【注意事项】

1. 训练前讲解呼吸功能训练的目的、意义，取得患者的配合，避免出现患者训练时情绪紧张的现象。

2. 训练方案应因人而异，循序渐进，鼓励患者持之以恒。

3. 体位选择

（1）体位的选择　选用放松、舒适的体位。合适的体位可放松辅助呼吸肌群，降低呼吸肌耗氧量，缓解呼吸困难症状；固定和放松肩带肌群，减少上胸部活动，有利于膈肌移动等。

（2）前倾位　前倾位是患者坐位时保持躯干前倾斜 20°～45°，为保持平衡，患者可用手支撑于膝盖或桌子，立位或散步时也可取前倾位，也可用手杖或扶手来支撑。

4. 呼吸功能训练时注意事项

（1）每次练习腹式呼吸次数不宜过多，练习 2～3 次，可休息片刻，每次一般为 5～10 min，逐步习惯在活动中进行腹式呼吸。

（2）放松呼气时必须被动，避免腹肌收缩，将双手置于患者腹肌上，判断腹肌有无收缩。

（3）注意观察患者的反应：训练时如果出现疲劳、乏力、头晕等现象，应暂时停止训练或缩短训练时间，减少训练次数。

（4）病情变化时应及时调整训练方案，或适当给氧，避免训练过程中诱发呼吸性酸中毒和呼吸衰竭。

5. 教会患者掌握呼吸训练技巧

（1）缩唇呼吸需要鼓励患者全身放松，由鼻吸气，然后由缩拢起的口唇缓慢且完全地呼气。呼出的气流强度以使距口唇 15～20 cm 处的蜡烛火焰倾斜而不熄灭为宜。

（2）腹式呼吸需患者腹肌松弛，双手尽量放于胸前、腹部，胸廓保持不动，稍用力加压腹部，用鼻腔深吸气时腹部隆起，屏气 1～2 s，缩唇像吹口哨一样呼气，腹部尽量回收。

（3）指导训练缩唇呼吸与腹式呼吸联合应用，可以改善呼吸困难；避免憋气和过分减慢呼吸频率，以防诱发呼吸性酸中毒。

【操作评分标准】

见表 2–1。

表 2–1　呼吸功能训练技术的操作评分标准

项目	操作要求	分值	考试评分	备注
操作前准备（7 分）	着装符合要求，剪指甲、洗手、戴口罩	3		
	环境整洁、安静，必要时屏风遮挡	4		

续表 2-1

项目		操作要求	分值	考试评分	备注
评估（10分）		评估病情、年龄、呼吸困难程度	3		
		向患者及家属说明呼吸肌锻炼的目的及注意事项，取得配合	2		
		胸腹部有无伤口	3		
		解释得当，与患者沟通语言文明、态度好	2		
操作过程-任选3个（72分）	缩唇呼吸训练	患者体位摆放正确	4		
		指导患者呼吸时口形正确	4		
		指导患者吸气时方法正确	4		
		指导患者呼气时方法正确	4		
		操作者手法正确	4		
		患者反应良好、舒适，无不良反应	4		
	腹式呼吸训练	患者体位摆放正确	6		
		指导患者呼吸时方法正确，观察腹部变化：吸气时腹部隆起，呼气时腹部回收	6		
		操作者手法正确	6		
		关心患者，无不良反应	6		
	局部呼吸训练	患者体位摆放正确	6		
		指导患者呼吸时方法正确	6		
		操作者手法正确	6		
		关心患者，无不良反应	6		
	强化呼吸肌训练	患者体位摆放正确	6		
		指导患者呼吸时方法正确	6		
		操作者手法正确	6		
		关心患者，无不良反应	6		
操作后（11分）		评价呼吸功能训练效果	5		
		整理用物，整理床单位	3		
		记录护理记录单	3		
总分			100		

【选择题】

1. 缩唇呼吸的吸呼比为　（　　）

A. 1∶1　B. 2∶1

C. 1∶6　D. 1∶2

E. 1∶3

2. 保持呼吸道通畅不正确的是　（　　）

A. 姿势修正　B. 咳嗽锻炼

C. 胸部叩拍　D. 胸部震荡

E. 多饮水

【评判性思考】

1. 操作前如何对患者进行解释？
2. 操作后如何对患者及其家属进行指导和健康教育？
3. 患者在家如何进行呼吸功能训练？

项目二 吞咽障碍评定与护理技术

【实验学时】

2 学时。

【实验类型】

技能型实验。

【学习目标】

1. 了解吞咽障碍评定的重要意义。
2. 熟悉吞咽障碍的临床表现。
3. 能熟练掌握吞咽障碍评定与护理的方法及操作流程。
4. 掌握吞咽障碍护理的注意事项。

【实验目的】

1. 安全有效地进行吞咽障碍的评定与护理。
2. 为评估患者病情及采取护理措施提供依据。

【临床案例】

患者李某，男，73 岁，因“右侧肢体无力、间断发热、体重减轻、不能自行进食 1 月余”入院，患者既往有高血压、糖尿病病史。体格检查：患者神志清，右侧肢体偏瘫，留置胃管，言语不清且欠流利，间断出现声音嘶哑，口角向左侧偏斜，流涎较多，呼吸有痰鸣音，体温 36.8 ℃，脉搏 72 次/min，呼吸 21 次/min，血压 138/70 mmHg。入院后给予改善循环、营养神经等治疗后病情稳定，生命体征平稳，现遵医嘱进行“吞咽障碍的评定与护理”。

【实验准备】

1. 护士准备：着装整洁，洗手，戴口罩。

2. 用物准备：EAT-10 吞咽筛查量表、汤匙、水杯、30 mL 温开水、手电筒、秒表、清洁纱布、压舌板、听诊器、吸痰器、评定记录单、医嘱单等。

3. 患者准备：神志清、能执行指令的患者方可进行评定和护理。给清醒患者解释目的及注意事项。清洁口腔，排空大小便。

【操作步骤】

（一）操作前核对、评估、与患者沟通

1. 核对患者的床号、姓名、性别等信息。

2. 评估患者意识状态和头部抬高的姿势，发现患者可能存在吞咽功能障碍。

3. 应用 EAT-10 吞咽筛查量表对患者进行筛查，如果 EAT-10 吞咽筛查量表的分数超过 3 分，需进行进一步的吞咽功能评定。

（参考解释语）

患者和家属您好，我是您的责任护士××，请您告诉我您的名字好吗？（患者：1 床李某。）李老师，您好，为了进一步了解您的病情，现遵医嘱为您进行吞咽障碍的评定与护理，请您把头部抬高，让我检查一下您的面部和口腔情况。（口腔黏膜有/无破损，头部抬高姿势欠佳，可能存在吞咽障碍，需要应用 EAT-10 吞咽筛查量表筛查）李老师，您可能存在吞咽障碍，需要做一下量表筛查，然后请您保持坐位，试着喝下 30 mL 温开水，请您配合一下好吗？您需要去卫生间吗？还有别的需要吗？（患者：没有。）好的，请您稍等，我去准备一下马上过来。

（二）吞咽障碍评定操作过程

1. 协助患者取稳定、安全、舒适坐位。

2. 护士评估患者意识状态和头部抬高的姿势（患者神志清，可以配合，头部抬高姿势良好，方可进行吞咽障碍评估）。发现患者可能存在吞咽功能障碍，应用 EAT-10 吞咽筛查量表对患者进行筛查，如果 EAT-10 的分数超过 3 分，需进行进一步的吞咽功能评定。

（参考解释语）

李老师，请允许我根据这个问卷了解一下您的吞咽功能情况好吗？请您根据实际情况回答以下问题好吗？（如患者神志清、认知功能正常，可自己填写问卷；如不能，可通过与家属访谈获得资料）（患者：好的。）EAT-10 的分数超过 3 分，需进行进一步的吞咽功能评定。

3. 洼田饮水试验

（1）准备　护士准备好吸痰器和吸痰管，站于患者体侧。患者取坐位，单次喝下 2～3 汤匙温开水，如无问题可进行下一步。

（2）饮水试验　护士准备好 30 mL 温开水，嘱患者像往常一样喝下（并同时启动秒表计时），注意观察并记录患者的饮水时间、有无呛咳、饮水状况等，饮水状况的观察包括啜饮、含饮、水从嘴唇流出、边饮边呛、小心翼翼地喝等表现。此过程中如呛咳严重或痰液过多影响呼吸应及时吸痰。饮后询问患者，观察声音的变化和患者的反应情况。

（3）评定结果　评定标准见表 2-2。

表 2–2　洼田饮水试验评定标准

级别	评定标准	诊断
Ⅰ级	5 s 之内，一饮而尽，无呛咳	正常
Ⅱ级	5 s 以上，分 2 次以上喝完，无呛咳	可疑
Ⅲ级	一饮而尽，但有呛咳	异常
Ⅳ级	分 2 次以上喝完，且有呛咳	异常
Ⅴ级	呛咳多次发生，不能将水全喝完	异常

注：分级为Ⅲ、Ⅳ、Ⅴ级诊断为吞咽功能异常。

（4）护士确定患者洼田饮水试验等级。

（参考解释语）

李老师，经过筛查，您存在吞咽功能障碍，需进一步评定，现在请您在坐位下，像平时一样喝下杯子里的水好吗？如果呛咳严重可以不再继续，我会随时为您吸除痰液，保证呼吸顺畅的。（患者：好的。）

4. 反复唾液吞咽试验

反复唾液吞咽试验

（1）体位　患者取坐位，护士站于患者体侧，将中指与示指分别置于患者的喉结及舌骨处。

（2）评估　让患者尽量快速反复吞咽，喉结和舌骨随着吞咽运动，越过手指，向前上方移动然后再复位，通过手指确认这种上下运动，下降时即为完成吞咽的动作。

（3）评定结果　观察在 30 s 内患者吞咽的次数和喉上抬的活动度，如果喉上下移动 <2 cm，可视为异常；高龄患者 30 s 内完成喉上抬的动作 2 次即可。

5. 临床评估

（1）护士观察以下内容并记录

口颜面功能评估

1）口颜面功能评估　护士观察患者面部静止状态下唇的位置及有无流涎，嘱患者做“示齿”动作以观察唇角抬高和收缩的运动；嘱患者做闭唇鼓腮、交替重复发“wu”和“yi”音、观察说话时唇的动作。

2）下颌的运动　护士观察患者面部静止状态时下颌的位置、言语和咀嚼时下颌的位置，下颌运动有无困难，是否能抗阻力运动。

舌的运动

3）舌的运动　护士观察患者面部静止状态下舌的位置；嘱患者做“伸舌”“舌抬高”“舌伸向双侧”等运动，观察舌的运动状况；观察言语时舌的运动，应用压舌板评估舌是否能抗阻力运动及舌的敏感程度。

（2）护士借助手电筒和压舌板观察以下内容并记录

1）软腭运动　护士观察患者饮水或进食时是否有反流入鼻腔；言语时是否有鼻腔漏气；发“ɑ”音 5 次观察软腭的抬升。

2）咽功能评估　护士用压舌板轻触咽后壁，进行吞咽反射检查，观察能否引起恶心反射、咳嗽反射。

3）喉的运动　护士观察患者发音的时间、音高、音量、言语的协调性及喉上抬的幅度。

（参考解释语）

李老师，现在需要检查一下您的面部、舌和咽部肌肉的功能情况，麻烦您按照我的指令做出相应的动作好吗？我会根据您的功能状况得出相应的评定结果，并据此制订相应的护理实施方案，请您配合一下好吗？（患者：好的，谢谢你。）

6. 交代注意事项

护士：家属您好！刚刚我们对患者进行了评定，发现患者存在吞咽功能障碍，需进一步检查及治疗，在这之前请先不要经口进食，以避免误吸引发吸入性肺炎，请您配合，谢谢您的配合。

7. 整理用物　将汤匙、水杯、纱布、压舌板等丢弃，将其余物品整理好，消毒备用。

8. 记录　将前几项检测结果与临床评估结果记录在护理记录单上，并据此制订康复护理计划。

（三）吞咽障碍护理操作过程

1. 协助患者取稳定、安全、舒适坐位。

2. 间接训练

（1）口、唇、舌运动　根据患者的情况，先利用单字单音进行康复训练，如发“ɑ”“yi”“wu”“f”“v”“k”“g”“t”“d”等音，然后练习缩唇、微笑、伸舌、舔左右口角、舔上下唇，挤压硬颚等动作，再把口唇运动运用到日常生活中，练习吹蜡烛、吹口哨、吹气球等动作。每个动作重复20次。

（2）颊肌、喉部运动　示范并嘱患者做张口、闭口、鼓腮、示齿、咀嚼、吸吮等运动。

（3）屏气-发声运动　示范并嘱患者坐在椅子上，双上肢双肩前屈90°向前推桌子或双手支撑椅面做推压运动和屏气，然后，突然松手，发“ha”音。

（4）声门上吞咽法　示范并嘱患者做深吸气-屏气-吞咽-咳嗽这一系列动作。

（5）评定的运动也可以作为吞咽障碍护理的方法进行训练，在此不再赘述。

3. 直接训练

（1）进食体位　护士因人因病情而异设计进食体位，开始训练时应选择既有代偿作用又安全的体位。对于不能坐位的患者，应采用仰卧位，躯干抬高30°，头部前屈，偏瘫侧肩部以枕垫起，护士位于患者健侧训练患者进食。随病情好转应尽早采用端坐、躯干略前倾体位，坐于餐桌前进食。

（2）食物的性状　护士根据吞咽障碍的程度及阶段，本着先易后难的原则选择食物的性状。食物性状一般分为5类：稀流质、浓流质、糊状、半固体（如软饭）、固体（如饼干和坚果）等。应将食物加工成密度均匀、黏性适当、不易松散、通过咽和食管时易变形且很少在黏膜上残留的状态。

1）护士首选糊状食物进行训练。

2）口腔准备期障碍的患者采用菜泥、水果泥和浓汤进行训练，必要时还需使用长柄勺或长注射器将食物放在健侧舌后部或健侧颊部，以利于吞咽食物。

3）口腔期障碍的患者采用很软的食物和浓汤。

4）咽期障碍的患者采用果蔬泥和湿润光滑的软食，避免食用饼干、干面包等有碎屑的食物。

5)食管期障碍的患者采用软食、湿润的食物;避免麻团、年糕、糍粑等高黏性食物和干燥的食物。

(3)一口量　即最适于吞咽的每次摄食入口量,正常人约为 20 mL。护士协助患者采用容量 5～10 mL 的匙子,先以 3～4 mL 一口量,同时结合声门上吞咽训练方法试行进食,如无呛咳,可酌情增加至 5 mL、10 mL。注意调整好合适的进食速度,第一口吞咽完成后再进食下一口,避免 2 次食物重叠入口的现象。

(4)代偿性训练

1)侧方吞咽　护士示范并嘱患者分别向左、右侧转头,做侧方吞咽,除去梨状隐窝部的残留食物。

2)空吞咽　护士嘱患者每次进食吞咽后,反复做几次空吞咽,使食团全部咽下,然后再进食,除去咽部残留食物防止误吸。

3)交替吞咽　护士嘱患者每次进食吞咽后饮 1～2 mL 水,既有利于刺激诱发吞咽反射,又能除去咽部残留食物。

4)点头样吞咽　护士示范并嘱患者颈部尽量前屈,状似点头,同时做空吞咽动作,可去除会厌谷残留食物。

5)低头吞咽　护士示范并嘱患者在颈部尽量前屈的姿势下吞咽,以保护气道;收窄气管入口,咽后壁后移,使食物尽量离开气管入口处,防止误吸。

(常用解释语)

李老师,经过评定之后,发现您存在吞咽功能障碍,现在遵医嘱给您进行吞咽障碍护理,包括进食体位、食物入口位置、食物性状和进食环境等方面的调整,以逐渐提高您的吞咽功能,请您配合好吗?谢谢您的配合。

4. 交代注意事项

护士:家属及患者您们好,刚刚我们对患者进行了吞咽障碍康复护理,请您们严格按照我们设计的进食体位和食物性状进食,以避免误吸引发吸入性肺炎,请您们配合,谢谢您们的配合。

5. 整理用物并记录护理过程。

【操作流程图】

见图 2-2。

洗手,戴口罩,准备用物,核对患者,解释目的

↓

评估患者意识状态和头部抬高的姿势

↓

应用 EAT-10 吞咽筛查量表对患者进行筛查

↓

EAT-10 的分数超过 3 分,需进行进一步的吞咽功能评定

↓

洼田饮水试验、反复唾液吞咽试验、临床评估

↓

观察、记录评估结果,制订康复护理计划

↓

实施吞咽障碍的康复护理

↓

观察、记录护理过程

图 2-2　吞咽障碍评定与护理技术操作流程

【注意事项】

1. 重视初步筛查及每次进食期间的观察,防止误吸特别是隐性误吸;合理运用吞咽功能训练,保证患者进食安全。

2. 操作娴熟,动作规范,方法正确,全过程体现人文关怀。

3. 患者神志清,可以配合,头部抬高姿势良好,方可进行吞咽障碍评估。

4. 患者尽量取坐位,护士应严密观察,及时清除口咽分泌物,保持气道通畅,评定和护理操作过程中如呛咳严重或痰液过多影响呼吸应及时吸痰,避免误吸引起窒息。

5. 避免引起患者疲劳。

【操作评分标准】

见表 2-3。

表 2-3　吞咽障碍评定与护理技术操作评分标准

项目	操作要求	分值	考试评分	备注
操作前准备（10 分）	护士准备:着装整洁,洗手,戴口罩	5		
	用物准备:用物齐全、放置合理	5		
操作前评估（10 分）	评估患者意识状态和头部抬高的姿势	2		
	备齐用物,站于患者体侧,与患者交流操作目的与流程	3		
	应用 EAT-10 吞咽筛查量表对患者进行筛查,判断是否需进一步评估	5		

续表 2-3

项目		操作要求	分值	考试评分	备注
操作过程（70 分）	洼田饮水试验	协助患者摆好体位，站于患者体侧	3		
		准备 30 mL 温水、吸痰器、启动秒表、观察饮水过程、随时准备吸痰	6		
		判断、报告并记录结果	8		
	反复唾液吞咽试验	协助患者摆好体位，站于患者体侧	3		
		将中指与示指分别置于患者的喉结及舌骨处	3		
		判断、报告并记录结果	3		
	颈部、胸部听诊	颈部听诊	2		
		胸部听诊	3		
	临床评估	解释、示范并进行口颜面功能评估	2		
		解释、示范并进行下颌的运动功能评估	2		
		解释、示范并进行舌的运动功能评估	2		
		解释、示范并进行软腭的运动功能评估	2		
		解释、示范并进行咽的运动功能评估	2		
		解释、示范并进行喉的运动功能评估	2		
		报告并记录评估结果	3		
	间接训练	口、唇、舌运动	3		
		颊肌、喉部运动	3		
		屏气-发声运动	3		
		声门上吞咽法	3		
	直接训练	进食体位	3		
		食物的性状	3		
		一口量	3		
		代偿性训练	3		
操作后终末处置（4 分）		整理用物，整理床单位	1		
		交代注意事项	2		
		将护理过程准确记录在护理记录单上	1		

续表 2-3

项目	操作要求	分值	考试评分	备注
操作后评价（6分）	患者能说出吞咽障碍评定与护理的目的，并能接受	1		
	患者感觉评定和护理安全有效，可缓解吞咽功能障碍	1		
	评定和护理期间，患者的误吸风险及隐性误吸能及时被发现和处理	2		
	健康教育到位，患者能自觉遵守护理计划且很好配合	2		
总分		100		

【选择题】

1. 最方便且常用的检查吞咽功能的试验是（　　）

A. 洼田饮水试验　　B. X 射线造影录像

C. 肌电图试验　　D. 咽下内压试验

E. 反复唾液吞咽测试

2. 洼田饮水试验时 2 次以上喝完，有呛咳，该检查结果为（　　）

A. 洼田饮水试验Ⅰ级　　B. 洼田饮水试验Ⅱ级

C. 洼田饮水试验Ⅲ级　　D. 洼田饮水试验Ⅳ级

E. 洼田饮水试验Ⅴ级

3. 吞咽障碍患者开始训练时应选择（　　）

A. 仰卧位，躯干抬高 30°　　B. 头部前屈

C. 偏瘫侧肩部以枕垫起　　D. 由健侧训练患者进食

E. 平卧位进食

4. 食物性状可分为（　　）

A. 稀流质　　B. 浓流质

C. 糊状　　D. 软饭

E. 饼干、坚果

5. 咽期障碍患者采用的饮食为（　　）

A. 稀流质　　B. 果蔬泥

C. 湿润光滑的软食　　D. 饼干

E. 干面包

【评判性思考】

1. 洼田饮水试验操作时应观察哪些情况？有什么意义？

2. 吞咽障碍直接训练方法有哪些？间接训练和直接训练的时机如何把握？如何更好地交流，才能让患者放松情绪，严格配合吞咽障碍护理计划的实施？

项目三 神经源性膀胱护理技术

【实验学时】

2 学时。

【实验类型】

技能型实验。

【学习目标】

1. 能掌握间歇导尿的方法。
2. 能掌握神经源性膀胱的再训练的方法。
3. 能掌握神经源性膀胱训练的适应证与禁忌证。
4. 能熟练与患者交流,适时进行健康教育。

【实验目的】

1. 规律地排除残余尿,防止过度充盈,防止肾功能受损,减少泌尿系结石和反复泌尿系感染的概率。

2. 降低膀胱贮存尿太多以致自主神经反射亢进发生率。

3. 增强患者自尊,提高生活质量。

4. 能使患者掌握神经源性膀胱的护理方法。

【临床案例】

患者丁某,男,39 岁,$T_{11}-L_1$ 脊髓损伤,患者改变体位时失禁,无颅内高压,心肺功能正常。尿动力学检查结果:逼尿肌无力,膀胱残余尿量350 mL,自行排尿 50 mL,膀胱充盈时内压 15 ~20 cmH_2O,遵医嘱进行间歇性导尿及膀胱再训练。

【实验准备】

1. 护士准备:着装整洁,洗手,戴口罩。

2. 用物准备:浴巾(1 条)、水杯(2 个,其中 1 个盛水)、治疗碗、温毛巾、带有刻度的尿壶、手套、记录表等。

3. 患者准备:给患者解释实验目的及注意事项,清洁会阴部。

【操作步骤】

(一)操作前核对、评估、与患者沟通

1. 核对患者的床号、姓名、性别等信息。

2. 评估患者的病情、意识状态、腹部及会阴部皮肤情况。

3. 评估患者周围环境私密情况,温湿度适宜。

(参考解释语)

您好,能告诉我您的床号和姓名吗?(患者:1 床丁某。)您好,丁先生,我来看一下您的腕带信息好吗?1 床,丁某,住院号:123456。丁先生您好,我是您今天的责任护士××,我查看了一下您的病历,您的尿动力学检查结果显示:逼尿肌无力,膀胱残余尿量 350 mL,自行排尿 50 mL,而且您改变体位时会出现漏尿的情况。为了促进您膀胱功能的恢复,遵医嘱我们今天开始做膀胱功能训练,并进行清洁间歇导尿。膀胱功能训练技术是针对神经系统损伤或疾病导致神经功能异常而引起膀胱的储存和排空机制发生障碍的恢复性康复治疗措施,目的是促进膀胱排空,避免感染,保护肾功能,提高生活质量。您可以配合我吗?(患者:可以。)我先评估一下您的状况。丁先生,您腹部皮肤完好,无破损,膀胱区充盈,稍隆起,会阴部皮肤清洁、完好。您还有什么需要吗?请您稍等,我去准备一下用物,马上过来。

(二)操作过程

1. 协助患者取半坐卧位,脱去近侧裤子搭于对侧腿上,近侧浴巾保暖,垫治疗巾,注意为患者保暖,注意保护患者隐私。放置尿壶,注意尿壶与阴茎的距离。

(参考解释语)

丁先生,我操作之前需要帮您把一侧裤腿脱下,您先向左侧侧一下身(将近侧裤腰褪下搭于对侧腿上,近侧腿用浴巾保暖)。丁先生,您这样躺舒适吗?(患者:可以。)为了防止尿液一会儿洒出,污染您的床单位,我先在您的臀部垫块治疗巾,好吗?来,您稍微抬下臀部(在臀下垫治疗巾,拿尿壶放于两腿之间)。

2. 神经源性膀胱功能训练

(1)行为技巧训练

1)习惯训练　习惯训练是基于安排排尿规律患者如厕时间的方法。这种训练方法不仅能提醒患者定时排尿还可保持患者会阴部皮肤清洁、干燥。应鼓励患者避免在安排时间以外排尿,但这在尿急时常会难以控制。

2)延时排尿　对于因膀胱逼尿肌过度活跃而产生尿急症状和反射性尿失禁的患者可采用此法。部分患者在逼尿肌不稳定收缩启动前可感觉尿急并能收缩括约肌阻断尿流出现最终中断逼尿肌的收缩。

(2)反射性排尿训练　方法:温热毛巾(37 ℃,避免烫伤)外敷一下膀胱区,轻叩耻骨上区,牵拉阴毛,挤压阴茎(阴蒂),牵拉肛门括约肌等诱发膀胱反射性收缩,产生排尿。

(3)意念排尿训练　拿两个水杯互相倒水,嘱患者想象自己在宽敞安静舒适的卫生间,听着潺潺的流水声,准备排尿,并试图自己排尿。

(4)盆底肌训练　指患者有意识地反复收缩盆底肌群,增强支持尿道、膀胱、子宫和直肠的盆底肌肉力量以增强控尿能力。

(5)代偿性排尿训练(通常情况下禁忌)

1)Crede 按压法　用拳头于脐下 3 cm 深按压并向耻骨方向滚动,动作缓慢轻柔并同时嘱患者增加腹压帮助排尿。

2)Valsalva 屏气法　患者取坐位,身体前倾,屏住呼吸增加腹压,向下用力做排便动作帮助排出尿液。

(参考解释语)

丁先生,现在我们开始膀胱功能的训练了,我先用温热毛巾(37 ℃,避免烫伤)外敷一下您的膀胱区,请您放松,闭上眼睛,集中精神,(拿两个水杯互相倒两次水)想象一下您在宽敞安静舒适的卫生间,听着潺潺的流水声,准备排尿,并试图自己排尿。丁先生,您现在有尿意吗?(患者:稍微有一些。)可以排出来吗?(患者:排不出来。)没有也没关系,膀胱训练是一个循序渐进的过程,接下来我们叩击膀胱区来寻找您的排尿扳机点,您有尿意或感到任何的不适要及时告诉我,我也会观察您是否有排尿的情况(用手腕力量,指轻叩膀胱区,50～100 次/min,持续 2～3 min),现在有尿意吗?(患者:没有。)患者无小便排出,可以通过牵拉阴毛,挤压阴茎(阴蒂),用手刺激肛门诱发膀胱反射性收缩,产生排尿。

丁先生,根据您的尿流动力学检查显示您漏尿的情况还是由于尿道外括约肌松弛,盆底肌功能训练能有效地改善症状。丁先生,最近有没有做肛门的手术?有没有痔疮或肛门出血?(患者:没有。)(戴双层手套,协助平卧位)丁先生,现在请您抬起您的臀部,请您放松,我要将示指伸入您的肛门中,感觉到我的示指了吗?请您不要紧张,请深吸气,同时收缩会阴和肛门肌肉,就像阻止肛门排气的感觉,不能收缩腹部和大腿的肌肉,持续 5 s,5、4、3、2、1,呼气时缓缓放松,(做 2 次)重复 10～20 次。(患者也可以坐在马桶上训练,两腿分开,开始排尿,中途有意识地收缩盆底肌肉,使尿液中断,如此反复排尿、终尿,重复多次,使盆底肌得到锻炼)丁先生,这个方法学会了吗?(患者:学会了。)感觉怎么样?(患者:还行。)

3. 取合适卧位,整理床单位,交代注意事项。

丁先生,我们每天做 3 次训练,一般在间歇导尿前半小时做比较好,您的饮水还是要按计划执行,坚持记录排尿日记,训练要持之以恒,以不疲劳为主。您还没能排尿,我现在去准备用物给您做清洁间歇导尿,还有什么需要吗?您这样躺可以吗?那您先休息一下。

4. 用物、垃圾分类处理,六步洗手法洗手,脱口罩,记录训练时间及方法。

【操作流程图】

见图 2-3。

洗手，戴口罩，准备用物

↓

核对患者，解释目的，评估周围环境

↓

协助患者取舒适卧位

↓

膀胱功能训练

↓

取舒适卧位，交代注意事项

↓

洗手，整理用物，记录

图 2-3　神经源性膀胱护理技术操作流程

【注意事项】

1. 训练前必须做好评估以判断是否可以进行训练。
2. 训练前告知患者或其家属训练的目的，以提高患者配合的积极性。
3. 训练要以患者不疲劳为宜。
4. 训练时要密切观察患者的反应及变化，有问题要及时停止。
5. 训练过程中要定时做好动态评估和相关记录。
6. 过高的膀胱压力会导致膀胱损伤和尿液反流至肾。
7. 膀胱反射出现需要一定的时间，训练要有耐心，循序渐进。

【操作评分标准】

见表 2-4。

表 2-4　神经源性膀胱护理技术操作评分标准

项目	操作要求	分值	考试评分	备注
操作前准备（19 分）	仪表：工作衣、帽、鞋穿戴整齐、规范	5		
	环境：患者安静舒适的体位和相对隐秘的环境	4		
	物品准备：杯子（两个）、带刻度的尿壶、手套、温毛巾、浴巾（一条）、记录本等	5		
	评估患者，根据评定制订膀胱再训练计划	5		

续表 2-4

项目		操作要求	分值	考试评分	备注
神经源性膀胱训练内容（81 分）	行为技巧训练	讲解膀胱再训练理论、目的、方法，取得配合	5		
		制订饮水计划，督促患者按计划饮水	5		
		指导排尿习惯训练方法	5		
		指导延时排尿方式	5		
	反射性排尿训练	讲解反射性排尿训练目的、方法，以取得配合	5		
		掌握反射性排尿训练适应证、禁忌证	5		
		训练操作程序正确	5		
	意念排尿训练	讲解意念排尿训练方法，以取得合作	5		
		指导患者放松，想象自己在排尿	5		
		指导患者掌握正确方法	5		
	盆底肌训练	讲解盆底肌训练的对象、方法，以取得合作	5		
		指导患者收缩盆底肌群方法	5		
		指导患者呼吸训练，吸气时收缩肛门周围肌肉，维持 5 ~ 10 s，呼气时放松，方法正确	6		
	代偿性排尿训练	讲解代偿性排尿方法，以取得合作	5		
		掌握代偿性排尿训练适应证、禁忌证	5		
		训练操作程序正确	5		
总分					

【选择题】

1. 下列不属于神经源性膀胱功能训练方法的是　（　　）
   A. 行为技巧训练　B. 反射性排尿训练
   C. 间歇导尿技术　D. 盆底肌训练
   E. 代偿性排尿训练
2. 关于神经源性膀胱功能训练的说法不正确的是　（　　）
   A. 通过膀胱再训练可以规律地排除残余尿，防止过度充盈，防止肾功能受损，减少泌尿系结石和反复泌尿系感染的概率
   B. 所有神经源性膀胱的患者均可以进行膀胱功能再训练
   C. 进行神经源性膀胱功能训练时要密切观察患者的反应及变化，有问题要停止训练
   D. 训练过程中要定时做好动态评估和相关记录

E. 膀胱反射出现需要一定的时间,训练要有耐心,循序渐进

【评判性思考】

1. 为什么一般情况下选用代偿性训练方法?
2. 如何更好地保护患者隐私?
3. 如何更好地交流,让患者放松情绪,更好地配合诊疗与护理?

模块三　物理治疗康复护理干预技术

项目一 关节活动度评定与护理技术

【实验学时】

2 学时。

【实验类型】

技能型实验。

【学习目标】

1. 能说出关节活动度评定与护理的目的。
2. 能正确进行关节活动度评定与护理。
3. 能熟练与患者交流，适时进行健康教育。

【实验目的】

1. 掌握关节活动度正常范围。
2. 掌握关节活动度评定和护理的方法。

【临床案例】

患者张某，男，50 岁，以“右侧上肢疼痛，关节活动不灵 1 月余”为主诉入院。X 射线示：右上肢桡骨、尺骨骨折内固定术后。查体发现：右上肢疼痛、肿胀、关节活动度受限，现遵医嘱实施关节活动度评定与护理技术。

【实验准备】

1. 护士准备：着装整洁，洗手，戴口罩。
2. 用物准备：病历，医嘱单，洗手液，量角器，记录单，笔，椅子。
3. 患者准备：讲解关节活动度评定的重要性，告知患者关节活动度评定的目的和方法，取得配合和参与。

【操作步骤】

（一）操作前核对、评估、与患者沟通

1. 核对患者的床号、姓名、住院号等信息。
2. 告知患者关节活动度评定的目的和方法，取得配合。

3. 评估患者病情、意识状态及配合能力、皮肤状况。

4. 评估患者关节活动度及需要保持的体位。

（参考解释语）

您好，我是您的责任护士××，请您告诉我您的名字，好吗？（患者：1床张某。）张老师，您好，为了促进您的病情恢复，预防或减轻挛缩和畸形的出现，恢复肢体功能状态，预防并发症及继发性损害的发生，促进肢体功能早日康复，遵医嘱现在为您进行关节活动度检查，然后给您进行护理技术训练，请您配合一下好吗？谢谢您的配合。

（二）操作过程

1. 肩关节前屈

肩关节活动度评定

体位：坐位或仰卧位（肱骨处于中立位）。

量角器轴心：位于肱骨侧面的肩峰。

固定臂：与躯干平行。

移动臂：与肱骨平行。

注意：在患者屈肩的同时，轴心逐渐移向肩的后部，因此当测量终末位的角度时，轴心应置于三角肌群所形成的皱褶末端。

2. 肩关节后伸

体位：坐位或俯卧位（肱骨处于中立位）。

量角器轴心：位于肱骨侧面的肩峰。

固定臂：与躯干（腋中线）平行。

移动臂：与肱骨平行。

注意：患者肩后伸时轴心的位置不变；运动时伴随有肩胛骨的轻微向上倾斜，避免肩胛骨的过度运动。

3. 肩关节外展

体位：坐位或俯卧位（肱骨处于外旋位）。

量角器轴心：位于肩峰的后部。

固定臂：与躯干（脊柱）平行。

移动臂：与肱骨平行。

4. 肩关节内旋

体位：仰卧位（肩关节外展90°，肘关节屈曲90°，前臂中立位并与身体的冠状面垂直）。

量角器轴心：位于肘关节的鹰嘴突。

固定臂：与腋中线平行。

移动臂：与前臂平行。

注意：当肩关节内旋时固定臂仍保留于原来的位置。与地面平行，移动臂则跟随前臂移动。

5. 肩关节外旋

体位：仰卧位（肩关节外展90°，肘关节屈曲90°，前臂中立位并与身体的冠状面垂直）。

量角器轴心:位于肘关节的鹰嘴突。

固定臂:与腋中线平行。

移动臂:与前臂平行。

6. 肘关节屈曲

体位:站位、坐位或仰卧位(肱骨紧靠躯干,肩关节外旋,前臂旋后)。

量角器轴心:位于肱骨外上髁即肘关节皱褶的末端。

固定臂:与肱骨干中线平行。

移动臂:与桡骨平行。

注意:在运动结束之后,由于肌肉组织的活动,与肱骨外上髁有关的肘关节皱褶的位置将产生变化,因此,量角器的轴心在终末位时需重新放。

7. 前臂旋前

体位:坐位或站位(肱骨紧靠躯干,肘关节屈曲 90°,前臂处于中立位并与身体的冠状面垂直,手握一支铅笔使其与地面垂直)。

量角器轴心:位于第三掌骨头。

固定臂:与地面垂直。

移动臂:与铅笔平行。

8. 前臂旋后

体位:坐位或站位(肱骨紧靠躯干,肘关节屈曲 90°,前臂处于中立位并与身体的冠状面垂直,手握一支铅笔使其与地面垂直)。

量角器轴心:位于第三掌骨头。

固定臂:与地面垂直。

移动臂:与铅笔平行。

9. 腕关节背伸

体位:坐位(前臂中立位,前臂和手的尺侧面置于桌面上)。

量角器轴心:位于腕关节桡侧的桡骨茎突。

固定臂:与桡骨平行。

移动臂:与示指掌骨平行。

10. 髋关节屈曲

体位:仰卧位(髋关节、膝关节伸展)。

量角器轴心:位于股骨大转子侧面。

固定臂:指向骨盆侧面。

移动臂:与股骨长轴平行。

注意:在测量过程中膝关节屈曲。

11. 髋关节伸展

体位:俯卧位(髋膝中立位)/侧卧位/仰卧位。

量角器轴心:位于股骨大转子侧面。

固定臂:指向骨盆侧面。

移动臂:与股骨长轴平行。

注意:在测量过程中膝关节屈曲。

12. 髋关节外展

体位:仰卧位(髋、膝关节伸展于0°中立位)。

量角器轴心:位于髂前上棘。

固定臂:位于两髂前上棘的连线上。

移动臂:与股骨长轴平行。

注意:测量起始位时,固定臂与移动臂的夹角为90°,故测量后需再减去90°以获得正确的ROM。髋关节内收与髋关节外展的评定方法相同,方向相反。

髋关节内、外旋活动度评定

13. 髋关节内旋

体位:坐位或仰卧位(髋、膝屈曲90°)。

量角器轴心:置于胫骨平台的中点。

固定臂:与胫骨长轴平行。

移动臂:与胫骨长轴平行。

注意:当髋关节内旋时固定臂仍保留于原来的位置与地面垂直,移动臂则跟随胫骨移动。髋关节外旋与髋关节内旋的评定方法相同,方向相反。

14. 膝关节伸展

体位:俯卧(髋、膝关节伸展)。

量角器轴心:位于膝关节的腓骨小头。

固定臂:与股骨长轴平行。

移动臂:与胫骨长轴平行。

膝关节屈曲与膝关节伸展的评定方法相同,方向相反。

15. 踝关节背屈

体位:仰卧位或坐位(坐位时膝关节屈曲90°),踝关节处于中立位。

量角器轴心:位于踝中点下约2.5 cm。

固定臂:与腓骨长轴平行。

移动臂:与第五跖骨平行。

注意:测量起始位时,固定臂与移动臂的夹角为90°,故测量后需再减去90°以获得正确的ROM。踝关节跖屈与踝关节背屈的评定方法相同,方向相反。

16. 踝关节内翻

体位:坐位或仰卧位(膝关节屈曲,踝关节处于中立位)。

量角器轴心:位于邻近跟骨的外侧面。

固定臂:与胫骨长轴平行。

移动臂:与足跟的跖面平行。

注意:测量起始位时,固定臂与移动臂的夹角为90°,故测量后需再减去90°以获得正确的ROM。

17. 踝关节外翻

体位:坐位或仰卧位(膝关节屈曲,踝关节处于中立位)。

量角器轴心:位于跖趾关节内侧面的中点。

固定臂:与胫骨长轴平行。

移动臂:与足底的跖面平行。

注意:测量起始位时,固定臂与移动臂的夹角为90°,故测量后需再减去90°以获得正确的ROM。

18. 关节测量之后,护士应对数据进行分析。确定可能引起关节活动度受限的原因,根据关节活动度受限的程度、病因和预后制定关节活动度受限的治疗方法(被动或主动牵张、抗阻运动、拮抗肌群肌力训练、主动运动、夹板以及肢体的正确摆放、温热物理治疗、推拿)以及寻找代偿其丧失关节活动度受限的方法(梳子、牙刷、带有长柄的鞋拔以及辅助穿袜设备等辅助性器具)。见表3-1。

表3-1　关节活动度正常范围

部位	正常活动度
颈椎	屈曲0~45° 伸展0~45° 侧屈0~45° 旋转0~60°
肩	屈曲0~170°后伸0~60° 外展0~170° 水平外展0~40° 水平内收0~130°内旋0~70° 外旋0~90°
胸腰椎	屈曲0~80° 伸展0~30° 侧屈0~40° 旋转0~45°
指间关节	屈曲0~80°~90° 外展0~50°
髋	屈曲0~120° 伸展0~30° 外展0~40° 内收0~35° 内旋0~45° 外旋0~45°
膝	屈曲0~135°
踝	背曲0~15° 跖屈0~50° 内翻0~35° 外翻0~20°
腕	掌屈0~80° 背伸0~70° 尺偏0~30°
肘和前臂	屈曲0~135°~150° 旋后0~80°~90° 旋前0~80°~90°

(参考解释语)

张老师,请您平躺/坐位,现在我来为您测量关节活动度,请您尽量移动好吗?可能会有不适,但我会快速地进行测量。(患者:好的,谢谢你。)谢谢您的配合。张老师,给您说下测量结果,肩关节前屈100°、后伸20°、外展80°、内旋50°、外旋35°;肘关节屈曲20°~60°;前臂旋前15°、旋后10°。根据您的病情,准备对您进行软组织牵伸,改善关节周围软组织的伸展性,恢复关节活动范围;再进行被动活动,逐步增大活动范围。(患者:好的,谢谢你。)

19. 关节活动技术

(1)被动运动　指在患者完全不用力的情况下,借助外力来完成关节活动范围训练的方法,外力主要来自于护士、患者健肢以及各种康复训练器械。

(2)主动助力运动　指患者在外力的辅助下主动收缩肌肉来完成关节活动的运动训练,助力可由护士、患者健肢、各种康复器械(如棍棒、滑轮和绳索装置等)以及引力或水的浮力提供。适用于可进行主动肌肉收缩但肌力相对较弱,不能完成全关节活动范围的患者。

(3)主动运动　由患者肌肉主动收缩产生的关节活动范围,通常与肌力训练同时进行。适用于可主动收缩肌肉且肌力大于3级的患者。通过主动关节活动范围训练达到改善和扩大关节活动范围、改善和恢复肌肉功能以及神经协调功能的目的。

禁忌证:各种原因所致的关节不稳、骨折未愈合又未做内固定、骨关节肿瘤、全身状况极差、病情不稳定等。若运动破坏愈合过程、造成该部位新的损伤、导致疼痛、炎症等症状加重时,训练也应禁忌。

20. 操作后整理椅子、量角器等操作工具,洗手、记录关节活动度和关节活动护理情况。

【操作流程图】

见图3-1。

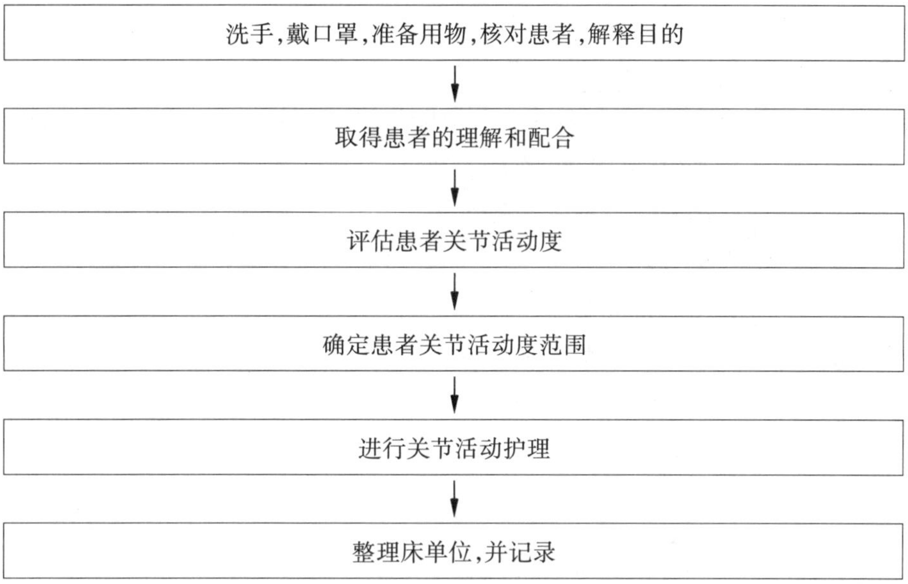

图3-1　关节活动度评定与护理技术操作流程

【注意事项】

1. 确定ROM测量的起始位置。通常以解剖位作为零点起点。测量旋转度时,选取正常旋转范围的中点作为零点起点。

2. 同一患者应由专人测量,每次测量应取相同位置,两侧对比。

3. 关节的主动ROM与被动ROM不一致时,提示有关节外的肌肉瘫痪、肌腱痉挛或粘连等问题存在,应以关节被动活动的范围为准,或同时记录主动或被动时的ROM。

4. 若对主、被动ROM进行比较,则两者的起始部位、量角器的类型、量角器的放置方法等均应相同。

5. 注意排除相邻关节的互相影响及互相补偿。如髋关节运动受限时,可由腰部各关节补偿;膝关节屈曲挛缩时,可继发髋关节屈曲挛缩。另外,也应注意排除疼痛、瘢痕、衣服过紧等其他因素的影响。

6. 进行关节活动护理前应评估患者的一般情况。

7. 帮助患者做好治疗部位的准备，如局部创面的处理，矫形器、假肢的处置。
8. 活动中询问患者，出现疼痛时，酌情调整运动范围并记录治疗效果，改进训练方法。
9. 熟悉关节活动护理的适应证与禁忌证。

【操作评分标准】

见表 3–2。

表 3–2 关节活动度评定与护理技术操作评分标准

项目		操作要求	分值	考试评分	备注
操作前准备（6 分）		护士准备：着装整洁、洗手、戴口罩	3		
		用物准备：用物齐全、放置合理	3		
评估（11 分）		患者的年龄、病情、生命体征、皮肤情况	3		
		患者的病情、意识状态及配合能力	3		
		功能障碍肢体肌力、肌张力	3		
		心理、知识水平	2		
操作要点（75 分）	准备	正确核对患者信息	1		
		给患者解释目的及注意事项	2		
		患者取适当体位	2		
	肩关节	前屈、后伸	5		
		外展、内收	5		
		内旋、外旋	5		
	肘关节	屈曲、伸展	5		
	前臂	旋前、旋后	5		
	腕关节	背伸	5		
	髋关节	屈曲、伸展	5		
		外展、内收	5		
		内旋、外旋	5		
	膝关节	屈曲、伸展	5		
	踝关节	跖屈、背屈	5		
		内翻、外翻	5		
	关节活动技术	被动运动、主动助力运动、主动运动	5		
		禁忌证	5		

续表 3-2

项目	操作要求	分值	考试评分	备注
操作后终末处置（5 分）	整理用物，整理床单位	1		
	交代注意事项	2		
	洗手、记录关节活动度评定及护理情况	2		
操作后评价（3 分）	患者能说出关节活动度评定及护理目的，能接受并主动配合	2		
	患者感觉安全舒适	1		
总分		100		

【选择题】

1. 评定肩关节前屈活动度时应该取的体位为　（　　）

A. 坐位　　B. 臂置于体侧
C. 肘伸展　　D. 立位
E. 以上都错误

2. 评定髋关节伸展活动度时，固定臂应平行的是　（　　）

A. 股骨大转子　　B. 身体纵轴
C. 股骨纵轴　　D. 两侧髂前上棘连线
E. 地面

【评判性思考】

1. 如何更好地交流，让患者放松情绪，更好地配合评定与护理？
2. 如何对患者及其家属进行指导和健康教育？

项目二 肌力评定与护理技术

【实验学时】

2 学时。

【实验类型】

技能型实验。

【学习目标】

1. 能说出肌力评定的目的、评定方法等。
2. 能正确进行肌力评定。
3. 能熟练与患者交流,适时进行健康教育。

【实验目的】

1. 判断有无肌力下降及肌力下降的程度和原因。
2. 检查神经肌肉病变的恢复程度和速度。
3. 指导康复治疗。

【临床案例】

患者丁某,男,36 岁,因“外伤致右上肢活动不灵 2 个月”入院。查体发现:右上肢肌肉萎缩,可在抗重力状态下完成肩关节前屈和外展的全范围运动,在减重状态下完成肘关节屈曲的全范围运动,肱三头肌腱反射减弱,上臂外侧感觉减退;肌电图检查示上臂丛神经根损伤。现患者生命体征平稳,神志清、语利,右上肢活动不灵,肌力减退。现遵医嘱实施肌力评定与护理技术。

【实验准备】

1. 护士准备:着装整洁,洗手,戴口罩。
2. 患者准备:给患者解释操作目的及注意事项。

【操作步骤】

(一)操作前核对、评估、与患者沟通

1. 核对患者的床号、姓名、性别等信息。

2. 评估患者的病情、意识状态、皮肤、伤口状况等。

3. 评估患者周围环境。

(参考解释语)

您好,能告诉我您的床号和姓名吗?是1床丁老师吧。丁老师,为了进一步指导您进行康复训练,现在遵医嘱帮您进行肌力评定与护理技术,就是在特定的体位您做一些标准动作来检查您肌肉的活动情况,然后根据评定结果进行肌力训练。丁老师,您需要去卫生间吗?还有别的需要吗?(患者:没有。)好的,那我们继续。

(二)操作过程

徒手肌力评定(MMT)是在特定体位下让受检者做标准动作,通过触摸肌肤,观察肌肉克服自身重力或对抗阻力完成动作的能力,从而对其肌肉主动收缩的能力进行评定,用以评定肌肉力量是否正常及其低下程度。

常用的为Lovett的6级分级法。操作前须注意:①向受检者说明检查目的、方法及步骤,缓解被检查者的紧张与不安,以取得充分合作;②摆好被检查者的体位,按照各个肌肉检查的具体要求进行评定;③讲解检查动作,在正式检查前向受检者示范动作,或让受检者实际操练、体会动作;④采取正确的检查顺序,检查评定时一般应先做3级的检查,能够完成3级抗重力的动作则继续检查4级及5级动作,不能完成3级动作时则检查2级动作,不能达到时再逐渐下降检查等级,尽量用最少的时间评定出受检者的肌力水平。

1. 徒手肌力检查方法

(1)肩前屈

肌群:三角肌前部、喙肱肌。

1级:仰卧,试图屈肩时可触及三角肌前部收缩。

2级:向对侧侧卧,上侧上肢放在滑板上,肩可主动屈曲。

3级:坐位,肩内旋,掌心向下,可克服重力屈肩且能完成全范围活动。

4级:坐位,肩内旋,掌心向下,阻力加于上臂远端,能抗中等阻力屈肩且能完成全范围活动。

5级:坐位,肩内旋,掌心向下,阻力加于上臂远端,能抗较大阻力屈肩且能完成全范围活动。

肩前屈肌力

(2)肩外展

肌群:三角肌中部、冈上肌。

1级:仰卧,试图肩外展时可触及三角肌收缩。

2级:仰卧,上肢放在滑板上,肩主动外展。

3级:坐位,屈肘,肩外展,可克服重力外展且能完成全范围活动。

4级:坐位,屈肘,肩外展,阻力加于上臂远端,能抗中等阻力且能完成全范围活动。

5级:坐位,屈肘,肩外展,阻力加于上臂远端,能抗较大阻力且能完成全范围活动。

(3)屈肘

肌群:肱二头肌、肱肌。

1级:坐位,肩外展,上肢放在滑板上,试图肘屈曲时可触及相应肌肉收缩。

2级:坐位,肩外展,上肢放在滑板上,肘可主动屈曲。

3级:坐位,上肢下垂,前臂旋后(检查肱二头肌)或旋前(检查肱桡肌)或中立位(检查肱桡肌),可克服重力屈肘且能完成全范围活动。

4级:坐位,上肢下垂;肢体位置同上,做屈肘动作,阻力加于前臂远端,能抗中等阻力且能完成全范围活动。

5级:坐位,上肢下垂;肢体位置同上,做屈肘动作,阻力加于前臂远端,能抗较大阻力且能完成全范围活动。

(4)屈髋

肌群:腰大肌、髂肌。

1级:仰卧,试图屈髋时于腹股沟上缘可触及肌活动。

2级:向同侧侧卧,托住对侧下肢,可主动屈髋。

3级:仰卧,小腿悬于床缘外,屈髋,能完成全范围活动。

4级:仰卧,小腿悬于床缘外,屈髋,阻力加于前臂远端能抗中等阻力且能完成全范围活动。

5级:仰卧,小腿悬于床缘外,屈髋,阻力加于前臂远端能抗较大阻力且能完成全范围活动。

(5)伸髋

肌群:臀大肌、半腱肌、半膜肌。

1级:仰卧,试图伸髋时于臀部及坐骨结节可触及肌活动。

2级:向同侧侧卧,托住对侧下肢,可主动伸髋。

3级:俯卧,屈膝(测臀大肌)或伸膝(测臀大肌和股后肌群),可克服重力伸髋10°~15°。

4级:俯卧,肢体位置同上,伸髋10°~15°阻力加于股骨远端后面,能抗中等阻力。

5级:俯卧,肢体位置同上,伸髋10°~15°阻力加于股骨远端后面,能抗较大阻力。

(6)伸膝

伸膝肌力

肌群:股四头肌。

1级:仰卧,试图伸膝时可触及髌韧带活动。

2级:向同侧侧卧,托住对侧下肢,可主动伸膝。

3级:仰卧,小腿在床缘外下垂,可克服重力伸膝且能完成全范围活动。

4级:仰卧,小腿在床缘外下垂,伸膝,阻力加于小腿远端前侧,能抗中等阻力且能完成全范围活动。

5级:仰卧,小腿在床缘外下垂,伸膝,阻力加于小腿远端前侧,能抗较大阻力且能完成全范围活动。

(7)踝跖屈

肌群:腓肠肌、比目鱼肌。

1级:仰卧,试图踝跖屈时可触及跟腱活动。

2级:仰卧,踝可主动跖屈。

3 级:仰卧,膝伸(测腓肠肌)或膝屈(测比目鱼肌),能克服重力踝跖屈且能完成全范围活动。

4 级:仰卧,膝伸(测腓肠肌)或膝屈(测比目鱼肌),踝跖屈,阻力加于足尖,能抗中等阻力且能完成全范围活动。

5 级:仰卧,膝伸(测腓肠肌)或膝屈(测比目鱼肌),踝跖屈,阻力加于足尖,能抗较大阻力且能完成全范围活动。

(8)踝背屈

肌群:胫骨前肌。

1 级:坐位,小腿自然下垂试图背屈和内翻时可触及肌肉活动。

2 级:仰卧,踝可主动背屈。

3 级:仰卧,能克服重力,踝背屈且能完成全范围活动。

4 级:仰卧,踝背屈,阻力加于足尖,能抗中等阻力且能完成全范围活动。

5 级:仰卧,踝背屈,阻力加于足尖,能抗较大阻力且能完成全范围活动。

2. 器械检查法

当受检者局部肌肉或肌群的徒手肌力评定达 3 级以上时,为了进一步做较准确的定量评定,可借助专门的器械进行肌力评定,从而直接获得肌力的定量指标。简单器械肌力评定大多采用等长肌肉收缩形式进行肌肉功能的评定。

(参考解释语)

丁老师,请您不要紧张,按照我的指令一步一步来做就好了。谢谢您的配合。

3. 肌力训练技术

肌力是指肌肉收缩时能产生的最大力量,与肌肉收缩时的张力有关。肌力训练是根据超量负荷的原理,通过肌肉的主动收缩来改善或增强肌肉的力量。

(1)肌力训练　根据肌肉的收缩方式可以分为等长运动和等张运动;根据是否施加阻力分为非抗阻力运动和抗阻力运动。非抗阻力运动包括主动运动和主动助力运动,抗阻力运动包括等张性(向心性、离心性)、等长性、等速性抗阻力运动。

1)等张收缩训练　肌肉收缩时,肌肉长度有变化而肌张力不变,产生关节运动。分为向心性收缩和离心性收缩。根据患者的肌力和功能的需要,可将阻力施加在肌肉拉长或缩短时。

2)等长收缩训练　肌肉收缩时,肌张力增加而肌肉长度不变,不发生关节运动,但肌张力明显增高。在运动中,等长收缩训练是增强肌力的有效方法。特别适用于关节疼痛和关节不允许活动的情况下进行肌力增强训练,以延缓和减轻肌肉失用性萎缩。

(2)肌力训练方法　当肌力为 1 级或 2 级时,进行徒手助力肌力训练。当肌力达 3 级或以上时,进行主动抗重力或抗阻力肌力训练。此类训练根据肌肉收缩类型分为等张抗阻运动(也称为动力性运动)、等长抗阻运动(也称为静力性运动),以及等速运动。体位与肌力评定时相同。

【注意事项】

1. 选择适合的测试时机：锻炼后、疲劳时或饱餐后不宜做肌力测试。

2. 熟悉各关节活动度：可以在测试前先进行关节活动度的评定，这样评定出的肌力才更有依据。

3. 指导患者采取标准的姿势和体位，并固定可能发生代偿动作的部位。

4. 正确施加阻力：在评定过程中，阻力应施加于肌肉附着的远端，阻力的方向应与肌肉牵拉力方向相反，阻力施加的大小应持续而平稳，同时密切观察患者有无不适反应，一旦发生不适反应，应立即终止检查。

5. 测试时应注意两侧对比：如单侧肢体病变，应先检查健侧，后检查患侧，在施加阻力大小、完成运动情况方面进行双侧比较。

6. 中枢神经系统疾病和损伤出现的联合反应、共同运动、异常姿势反射、肌肉痉挛性瘫痪很难精确进行肌力测试，不适合进行徒手肌力评定。

7. 安全性：在应用任何肌力评定方法时，均应注意避免患者出现症状加重或产生新的损害等情况。

禁忌证：持续的等长收缩可使血压升高，心脏负荷加重，有高血压、心脏病等症状明显者应慎用该检查；对疼痛、骨折、关节活动严重受限、创伤未愈合等影响检查结果者，不适用该检查。

8. 肌力训练应从助力活动、主动活动、抗阻活动逐步进行。当肌力在 2 级以下时，一般选择助力性活动；当肌力达到 3 级时，让患肢独立完成全范围关节活动；肌力达到 4 级时，按渐进抗阻原则进行肌力训练。

9. 有高血压、冠心病或其他心血管疾病的患者，在进行等长抗阻训练，尤其是抗较大阻力时，医护人员应时刻提醒患者保持呼吸顺畅，避免屏气，增加心血管负担。

10. 阻力通常加在需要增强肌力的肌肉远端附着部位，但在肌力较弱时，也可靠近肌肉附着的近端，以减少阻力。阻力的方向与肌肉收缩时关节发生运动的方向相反。

11. 肌力训练后应观察患者全身心血管反应以及局部是否有不适，如有酸痛情况，可给予热敷或按摩等，以助消除训练后的局部疲劳。如疼痛显著，应及时联系治疗师，调整次日训练量。

（参考解释语）

丁老师，请您不要紧张，按照我的指令一步一步来做就好了，训练过程中请注意不要憋气，有任何不适请及时告知我，好吗？谢谢您的配合。

【操作流程图】

见图 3-2。

核对医嘱患者信息

↓

评估肌力水平

↓

选择肌力训练方式

↓

确定运动强度、阻力负荷运动持续时间

↓

被动运动

↓

主动运动

↓

抗阻力运动

↓

协助舒适卧位

↓

整理床单元

图 3-2　肌力评定与护理技术操作流程

【操作评分标准】

见表 3-3。

表 3-3　肌力评定与护理技术操作评分标准

项目	操作要求	分值	考试评分	备注
操作前准备（10 分）	护士准备：着装整洁、洗手、戴口罩	5		
	用物准备：用物齐全、放置合理	5		
评估（10 分）	患者的年龄、病情、生命体征、皮肤情况	3		
	患者的病情、意识状态及配合能力	2		
	功能障碍肢体肌力、关节活动度；需要保持的体位	3		
	心理、知识水平	2		

续表 3–3

项目		操作要求	分值	考试评分	备注
操作要点（68 分）	准备	正确核对患者，给患者解释目的、注意事项	3		
		协助患者取舒适体位	2		
		根据需要进行皮肤准备	4		
		各种翻身软枕（若干个）	2		
	肩关节	肩前屈：三角肌前部、喙肱肌	8		
		肩外展：三角肌中部、冈上肌	7		
	肘关节	屈肘：肱二头肌、肱肌	7		
	髋关节	屈髋：腰大肌、髂肌	7		
	膝关节	伸髋：臀大肌、半腱肌、半膜肌	7		
	踝关节	伸膝：股四头肌	7		
		踝跖屈：腓肠肌、比目鱼肌	7		
		踝背屈：胫骨前肌	7		
操作后终末处置（10 分）		整理用物，整理床单位，固定好引流管	5		
		交代注意事项	2		
		洗手、记录翻身时间及皮肤情况	3		
操作后评价（2 分）		患者能说出肌力评定的目的，能接受并主动配合	1		
		患者感觉安全舒适	1		
总分			100		

【简答题】

1. 试述肌力评定的适应证和禁忌证。
2. 试述肌力评定的目的。
3. 试述肌力评定的注意事项。

【评判性思考】

1. 影响肌力的因素有哪些？
2. 肌力训练前后需要观察哪些反应？

项目三　助行器应用指导

【实验学时】

2 学时。

【实验类型】

技能型实验。

【学习目标】

1. 能掌握不同助行器的使用方法。
2. 能掌握不同助行器使用时的注意事项。
3. 能掌握不同助行器使用的适应证。
4. 能熟练与患者交流，适时进行健康教育。

【实验目的】

1. 选择并运用助行器、腋杖、手杖等设备帮助患者实现行走的目的。
2. 患者掌握助行器的使用方法。

【临床案例】

患者女性，60 岁，因左髋关节疼痛 5 年，诊断“左侧股骨头无菌性坏死”，入住骨关节外科，患者高血压病史 10 年，血压控制稳定后在全麻下行左侧全髋关节置换术（后外侧入路、骨水泥型），术后血压 136/80 mmHg，其余生命体征平稳，术后当日开始进行 CPM（关节被动活动器）训练，等长收缩等训练，现患者已术后 1 周，精神状态好，疼痛（VAS）评分 2 分。医嘱：患者下床进行康复训练。

【实验准备】

1. 护士准备：着装整洁，洗手。
2. 用物准备：助行器、腋杖、手杖等。
3. 患者准备：给患者解释使用目的及注意事项，排空大小便。

【操作步骤】

（一）操作前核对、评估、与患者沟通

1. 核对患者的床号、姓名、性别等信息。

2. 评估患者的病情、意识状态、皮肤状况。

3. 评估患者肌力及关节活动度情况。

4. 评估患者周围环境、光照情况。

（参考解释语）

您好，能告诉我您的床号和姓名吗？（患者：1 床王某。）您好，王女士，我来看一下您的腕带信息好吗？1 床，王某，住院号 123456。王女士您好，我是您今天的责任护士××，由于您已经行左髋全关节置换术后 1 周，现我需要遵医嘱在病房内指导您下床进行康复训练及助行器的正确使用，学会以后可以帮助您行走，您可以配合我吗？请让我先检查一下您的肢体肌力、关节活动度及伤口情况。您觉得室温可以吗？（检查四肢肌力，左膝关节活动度，注意髋关节屈曲不超过 90°，同时避免屈膝、髋内收和内旋，询问有无疼痛，协助患者翻身查看皮肤及伤口情况）您好，由于一会儿操作时间较长，需要我协助您上卫生间吗？（患者：不需要。）那您先休息，我去准备用物。

（二）操作过程

1. 协助患者从床上坐起至床边。

2. 根据患者情况，选择合适的助行器，给患者讲解助行器的结构、高度、使用方法。

（1）步行器的使用　助行器扶手的最佳高度是平患者的股骨头大转子，使用方法如下。

三点式：步行器→健腿→患腿。

两点式：步行器、患腿→健腿。

（2）腋杖的使用　拐杖的最佳高度是患者的身高减去 41 cm，拐杖应放到患者小趾前外侧 15 cm 处，不能放到患者两侧，不能压迫腋神经，应用双手的力量支撑。使用方法如下。

四点式

四点式：左拐→右腿→右拐→左腿。

三点式：双拐→患腿→健腿。

两点式：双拐、患腿→健腿。

一点式

双拐→双脚（摆至步：行动时双脚未超过双拐位置）。

双拐→双脚（摆过步：行动时双脚超过双拐位置）。

三点式

上下楼梯时的使用

上楼梯时：健腿→双拐、患腿。

下楼梯时：双拐→患腿→健腿。

（3）手杖的使用　手杖的高度为自然站立（穿日常穿的高度的鞋），地面到股骨大转子的高度，手杖应放于患者健侧，底部的爪子有四个脚，两个较宽，两个较窄，较宽的一面向外。使用方法如下。

三点式：手杖→患腿→健腿。

两点式：手杖、患腿→健腿。

上下楼梯时的使用

上楼梯时：健腿→手杖→患腿。

下楼梯时：手杖→患腿→健腿。

手杖三点式

（参考解释语）

王女士，我已为您选择了合适的助行器，现在我要协助您下床进行康复训练了，您准备好了吗？您觉得室温可以吗？（站在患者患侧，将患者尽量移至床边，协助患者坐起，注意髋关节屈曲不超过90°、同时避免屈膝、髋内收和内旋，询问患者有无不适）您好，我为您选择的助行器是框式步行器和手拐，步行器有固定型、交互型、有轮型及四轮型几种，我们今天选用的是固定型的步行器。在使用之前我们需要检查助行器安全性能是否完好，防滑脚垫是否有损坏或缺失，训练场所要保持环境整洁，地面干燥无水渍，步行器高度是当您自然直立时您股骨大转子到地面的高度，我已经调节好了，现在我们开始训练，好吗？用您的双手握住扶手，将您的患腿向前伸出，再用健腿力量站起，您做得非常好，下面我们来尝试行走，使用助行器行走时有两种步法。第1种步法是先将助行器向前挪出25～30 cm，然后迈健腿，患腿跟上。我们来试一下。好的，您做得非常好。第2种步法将助行器与患腿同时迈出，健腿跟上，您来试一下。您放心，我会在旁边保护您的，您做得很好。

刚刚我们练习了借助步行器在平地上行走，下面我们来使用手杖进行上下楼梯训练。手杖的高度是您自然直立时股骨大转子到地面的高度，我已调节好了，在上楼梯时，我们迈健腿先上台阶，然后患腿再上台阶，最后手拐跟上，我们来试一下。好的，您做得很好，现在我们来练习下楼梯。在下楼梯的时候我们先下手拐，然后下患腿，再下健腿，我们来试一下。您做得非常好，我们今天的训练做完了，您学会了吗？好的，明天我会继续来指导您进行腋杖的使用方法，您现在累了吗？我协助您上床体息吧。（协助上床时，患者健侧先上，患侧再上，避免髋关节屈曲超过90°。）

3. 整理用物，记录。

【操作流程图】

见图3-3。

洗手，准备用物，核对患者，解释目的

↓

协助患者从床上坐起至床旁

↓

选择合适的助行器

↓

讲解助行器的构造、高度、使用方法

↓

指导患者进行训练

↓

协助患者回病床休息，整体床单位

↓

洗手、记录

图3-3　助行器应用指导操作流程

【注意事项】

1. 使用助行器前评估患者情况：病情、年龄、身高、体重、患肢关节活动度、平衡能力及肌力情况。

2. 训练场所要保持环境整洁，地面干燥无水渍。

3. 根据患者的实际需要选择适当的助行器。

4. 助行器使用前检查助行器的性能。

5. 根据患者情况调节助行器的高度。

6. 患者使用助行器进行功能训练时，护士必须评估病情，有效地监督和指导。

7. 并发症的预防：防止压疮。使用助行器的患者，腋下、肘部等部位长期受压，容易造成压疮，故应多观察，及早预防。

【操作评分标准】

见表3-4。

表3-4　助行器应用指导操作评分标准

项目	操作要求	分值	考试评分	备注
操作前准备 （15分）	护士准备：工作衣、帽、鞋穿戴整齐，规范。讲解助行器训练的重要性，取得配合、参与	7		
	评估患者：平衡能力、关节活动度、肌力、心理、知识水平、配合程度	4		
	用物准备：选择合适的拐杖、助行器等	4		

续表 3-4

项目		操作要求	分值	考试评分	备注
助行器应用指导训练技术操作过程（75 分）	步行器训练指导	步行器的选择和使用	5		
		固定型：双手提起两侧扶手向前放于地面代替一足，然后健腿迈上	5		
		交互型：向前移动一侧，再向前移动另一侧，来回交替移动前进	5		
		有轮型：前轮着地，提起步行器，后脚向前推 四轮步行车：将前臂平放于垫圈上前进	5		
		学会使用步行器	5		
	手杖训练指导	选择合适的手杖	5		
		掌握调节手杖长度的方法	5		
		三点式：手杖→患腿→健腿 两点式：手杖、患腿→健腿	5		
		上楼梯时：健腿→手杖→患腿 下楼梯时：手杖→患腿→健腿	5		
	腋杖训练指导	选择合适的腋杖	6		
		掌握调节腋杖长度的方法	6		
		摆至步：双拐同时伸出，双足摆至双拐落地点 摆过步：双拐同时伸出，双足落地点为双杖的前方	6		
		两点步：一侧拐与对侧足同时迈出 三点步：双拐支撑体重迈出患侧下肢 四点步：伸左拐、迈右腿；伸右拐、迈左腿	6		
		上楼梯时：健腿→双拐、患腿 下楼梯时：双拐→患腿→健腿	6		
操作后评价（10 分）		关心体贴患者	3		
		助行器选择合理	4		
		患者能掌握助行器使用方法	3		
总分			100		

【选择题】

1. 单侧髋关节置换后上下楼梯训练中正确的是　　　　　　　　　　（　　）

A. 上楼时健侧先上,下楼时患侧先下
B. 上楼时健侧先上,下楼时健侧先下
C. 上楼时患侧先上,下楼时患侧先下
D. 上楼时患侧先上,下楼时健侧先下
E. 以上都不对

2. 关于助行器的使用错误的是 ( )
A. 腋杖的高度是身高减去 40 cm
B. 腋杖应放在小趾前外侧 15 cm
C. 手杖的高度为自然站立(穿日常穿的高度的鞋),地面到股骨大转子的高度
D. 助行器使用前需检查助行器的性能,并根据患者情况调节助行器的高度
E. 使用腋杖时应注意压疮等并发症的发生

【评判性思考】

1. 患者使用助行器时如何才能防止跌倒?
2. 如何让患者更快掌握助行器的使用方法?
3. 如何更好地交流,让患者放松情绪,消除恐惧心理?

项目四 石蜡疗法应用指导

【实验学时】

2 学时。

【实验类型】

技能型实验。

【学习目标】

1. 熟悉石蜡疗法的目的、方法等。
2. 掌握石蜡疗法操作。
3. 能熟练与患者交流,适时进行健康教育,做好病情观察及记录。

【实验目的】

1. 通过石蜡疗法达到治疗的目的。
2. 为评估患者病情及采取护理措施提供依据。

【临床案例】

张某,男,56 岁。因"受凉后右肩关节周围疼痛、活动受限半月,加重 2 d"为主诉就诊。患者右侧肩关节疼痛,肩峰下有明显压痛点,肩关节前屈、后伸、外展、内外旋活动均受限,关节僵硬,基本生活自理。查体(ROM 评定):肩关节前屈 120°;后伸 10°;外展 100°;内旋 50°;外旋 65°。VAS 评分:5 分。X 射线检查无明显异常,诊断为肩关节周围炎。

【实验准备】

1. 护士准备:着装整洁,洗手,戴口罩。

2. 用物准备:设备熔点为 50 ~ 56 ℃的白色医用石蜡,电热熔蜡槽,白色浴巾(或保温棉垫),石蜡油,水,高温塑料布、铝盘、刮蜡小铲刀、毛巾,等等。

3. 石蜡加热

(1)熔蜡量:每次熔解的石蜡量根据不同的蜡疗方法和部位的需要而定,一般按每次治疗用蜡 300 ~ 500 g 计算。

(2)加热方法:加热熔解石蜡一般采用隔水加热法,将石蜡加热熔化到 60 ~ 65 ℃,避免过热。(如果加温过度或超过 100 ℃,均能使石蜡氧化变质,可刺激皮肤产生皮炎并易导致烫伤。)切记不可将熔蜡锅直接放在炉上加热,因此方法可导致石蜡氧化变性,甚至引起燃烧。

4. 患者准备:给清醒患者解释使用目的及注意事项,清洁粘贴部位,皮肤多毛者应去除毛发。

【操作步骤】

(一)操作前核对、评估、与患者沟通

1. 核对患者的床号、姓名、性别等信息。

2. 评估患者的病情、意识状态、皮肤状况。

3. 评估患者周围环境、光照情况及有无干扰。

(参考解释语)

您好,能告诉我您的床号和姓名吗?是1床张某吗?张老师,为了缓解您的疼痛和改善您的活动受限情况,遵医嘱现在为您进行蜡疗(具有较强而持久的热透入作用,可消炎镇痛),现在需要您脱掉上衣,检查一下您治疗部位的皮肤是否完整,是否有破损,请您配合一下好吗?让我检查一下您背部的皮肤情况。(背部皮肤完好,无皮疹、伤口,无须备皮。)您是这个部位疼吗?张老师,您需要去卫生间吗?还有别的需要吗?(患者:没有。)好的,请您稍等,我去准备一下马上过来。

(二)操作过程

1. 关闭门窗,调节室温,注意保暖和保护患者隐私,保持室内空气流通,以避免石蜡气味对患者造成不适。

2. 根据患者的病情,协助患者取适合治疗的体位。

3. 蜡饼法治疗方法

(1)将加热后完全熔化的蜡液倒入铺有塑料布或橡胶布的搪瓷盘或加热铝盘中,使蜡液厚2~3 cm,自然冷却至石蜡初步凝结成块(表面温度为45~50 ℃)。

(2)患者取舒适体位,暴露治疗部位,下垫棉垫与塑料布。

(3)护士将蜡块取出,敷于治疗部位,外包塑料布与棉垫保温。每次治疗20~30 min。本法适用于较大面积的治疗,蜡饼面积的大小根据治疗部位而定。

(4)治疗完毕,将取下的蜡块用急流水冲洗后,放回蜡槽内。

(5)每日或隔日治疗1次,15~20次为1个疗程。

(参考解释语)

张老师您好,现协助您俯卧位,暴露肩部皮肤。下肢给予保暖,预防着凉。张老师,现在蜡块我已经给您塑形放置好了,治疗期间请您不要剧烈活动,以免蜡块脱落。(患者:好的,谢谢你。)您和家属注意不要让蜡块沾到水,治疗时间为20 min,如有任何需要,请按床旁呼叫器,我也会经常来看您的。谢谢您的配合。

4. 再次核对患者的腕带信息,观察患者的病情变化,记录护理文书。

张老师,您的治疗时间到了,现遵医嘱取下蜡块。(用纱布轻轻拭去治疗区域的蜡油,查看皮肤的完整性,看是否有水疱。)张老师,皮肤微红属正常现象。您现在有什么不适吗？（患者：没有。）好的，今日治疗结束，您好好休息吧。呼叫器已经放置床头，如有需要请及时呼叫我们，我也会经常来看您的，谢谢您的配合。

5. 双侧床档保护，预防坠床。整理用物。记录治疗结束时间及患者的情况。

【操作流程图】

见图3-4。

洗手，戴口罩，准备用物，核对患者，解释目的

↓

备好蜡块，协助患者取舒适卧位，暴露治疗部位，下垫棉垫或塑料布

↓

将蜡块取出放置于治疗部位

↓

观察患者的病情变化，治疗20～30 min

↓

将石蜡取下急流水冲洗，放回蜡槽内

↓

观察患者治疗后局部皮肤情况

↓

观察、记录治疗效果

图3-4　石蜡疗法操作流程

【注意事项】

1. 根据不同的治疗方式，嘱患者取合适的治疗体位。

2. 治疗部位皮肤清洁干燥，如有长毛发可涂凡士林，必要时可去除毛发。

3. 治疗时准确掌握石蜡的温度，严格执行操作常规，防止烫伤。

4. 在治疗过程中，患者不得随意活动治疗部位，以防止蜡块移位或脱落。

5. 治疗时要注意观察患者反应，患者如感觉过烫应及时终止治疗，检查原因并予以处理。

6. 在皮肤感觉障碍、血液循环障碍等部位蜡疗时蜡温宜稍低，骨突部位可垫小块胶布，以防止烫伤。

7. 部分患者应用蜡疗后治疗部位可出现皮疹、瘙痒等过敏反应，应立即停止蜡疗，休息观察。

【操作评分标准】

见表3-5。

表3-5 石蜡疗法操作评分标准

<table>
<tr><th colspan="2">项目</th><th>操作要求</th><th>分值</th><th>考试评分</th><th>备注</th></tr>
<tr><td colspan="2" rowspan="2">操作前准备
(6分)</td><td>护士准备:着装整洁、洗手、戴口罩</td><td>2</td><td></td><td></td></tr>
<tr><td>用物准备:用物齐全、放置合理</td><td>4</td><td></td><td></td></tr>
<tr><td colspan="2" rowspan="4">评估
(13分)</td><td>患者的年龄、病情、生命体征、皮肤情况</td><td>2</td><td></td><td></td></tr>
<tr><td>患者的心理状态及合作程度</td><td>2</td><td></td><td></td></tr>
<tr><td>是否有使用石蜡的指征;所需监测的项目</td><td>5</td><td></td><td></td></tr>
<tr><td>蜡块的温度</td><td>4</td><td></td><td></td></tr>
<tr><td rowspan="8">操作
要点
(40分)</td><td rowspan="4">准备</td><td>正确核对患者,给患者解释目的、注意事项</td><td>5</td><td></td><td></td></tr>
<tr><td>协助患者取舒适体位</td><td>5</td><td></td><td></td></tr>
<tr><td>根据需要进行皮肤准备</td><td>5</td><td></td><td></td></tr>
<tr><td>检查蜡块的温度是否合适</td><td>5</td><td></td><td></td></tr>
<tr><td rowspan="4">治疗</td><td>石蜡油棉球擦拭患者治疗处皮肤</td><td>5</td><td></td><td></td></tr>
<tr><td>蜡块的温度、厚度、大小要合适</td><td>5</td><td></td><td></td></tr>
<tr><td>保护患者隐私,注意保暖</td><td>5</td><td></td><td></td></tr>
<tr><td>告知患者蜡疗后的注意事项</td><td>5</td><td></td><td></td></tr>
<tr><td colspan="2" rowspan="3">操作后终末处置
(11分)</td><td>清洁治疗部位皮肤</td><td>5</td><td></td><td></td></tr>
<tr><td>整理用物,整理床单位</td><td>2</td><td></td><td></td></tr>
<tr><td>将治疗结果正确记录于护理记录单</td><td>4</td><td></td><td></td></tr>
<tr><td colspan="2" rowspan="6">操作后评价
(30分)</td><td>患者能说出蜡疗的目的、方法</td><td>5</td><td></td><td></td></tr>
<tr><td>熟悉蜡疗的适应证及禁忌证</td><td>5</td><td></td><td></td></tr>
<tr><td>操作正确,治疗期间患者无不适</td><td>5</td><td></td><td></td></tr>
<tr><td>治疗期间沟通到位</td><td>5</td><td></td><td></td></tr>
<tr><td>正确记录治疗护理文书</td><td>5</td><td></td><td></td></tr>
<tr><td>患者皮肤保持完整,无破溃</td><td>5</td><td></td><td></td></tr>
<tr><td colspan="2">总分</td><td></td><td>100</td><td></td><td></td></tr>
</table>

【简答题】

1. 该患者适合进行哪些物理因子治疗?
2. 该患者可采取哪种传导热疗法?

【评判性思考】

1. 感觉异常的患者如何更好地控制蜡块的温度,既保证蜡疗的效果又不烫伤呢?
2. 如何更好地交流,让患者放松情绪,更好地配合诊疗与护理?

模块四　职业治疗康复护理干预技术

项目一 认知功能评定与护理技术

【实验学时】

2 学时。

【实验类型】

综合型实验。

【学习目标】

1. 掌握认知功能评定的方法及注意事项。
2. 能制订相应护理措施及康复训练计划。

【实验目的】

1. 了解患者认知功能是否存在异常，以及异常的类型、性质、程度和范围，为制订康复训练、衡量康复疗效提供依据。

2. 在康复训练过程中，能及时发现认知功能障碍可能对肢体功能训练产生的不利影响，并将影响降到最低。

3. 在治疗后期，通过认知功能评定，能预测受试者认知功能恢复的概率，并制订康复训练计划，适应家庭、社会生活。

【临床案例】

患者丁某，男，70 岁。因"言语不利半月余，加重 3 d"入院，患者既往明确诊断为脑梗死、高血压。此次入院为半月前无明显诱因出现言语不利，未重视，3 d 前加重。查体：意识清楚、精神一般，记忆力减退，计算力差，判断力轻度受损，定向力差，四肢肌力、肌张力正常。患者入院后进行认知功能评定，并给予认知障碍的护理。

【实验准备】

1. 护士准备：着装整洁，受过培训，工作态度严谨、和蔼，以取得患者的合作。

2. 患者准备：无失语，听觉、视觉基本正常或矫正后基本正常，能与检查者合作。

3. 用物准备：简易精神状态检查表(MMSE)，手表，笔，A4 纸，餐具，图片，魔方，跳棋，游戏棒，沙画。

4. 环境准备：病房安静，灯光适宜，病房设施要便于老人活动，地面平坦、干燥、防滑，通道无障碍物。

【操作步骤】

（一）操作前核对、评估、与患者沟通

1. 核对患者的床号、姓名、性别等信息。

2. 评估患者的病情、意识状态。

3. 评估患者周围环境。

（参考解释语）

您好，能告诉我您的床号和姓名吗？是1床丁老师吧。丁老师，为了进一步了解您的病情，现在为您进行认知功能评定，需要问您一些问题，请您回答，这些问题有的很容易，您很快便可回答，有的可能也需要想一想才能回答，您想好了便可以回答。听懂了吗？好，那我们开始。

（二）操作过程

1. 协助患者取坐位。

2. 使用简易智能量表评定。

3. 认知障碍护理。

（三）操作要点

1. 简易精神状态检查量表（MMSE）评定（附录1）

（1）时间定向力评定

方法：评定员就下列问题向被测试对象提问。

1）今年是哪一年？

2）现在是哪个季节？

3）现在是哪个月份？

4）今天是几号？

5）今天星期几？

每项正确回答得1分，回答错误或者不知道得0分。

（2）地点定向力评定

方法：评定员就下列问题向被测试对象提问。

1）咱们现在在哪个国家？

2）咱们现在在哪个城市？

3）咱们现在在哪个城区？

4）这里是哪家医院？

5）这里是第几层楼？

每项正确回答得1分，回答错误或者不知道得0分。

（3）记忆能力评定

方法：评定员告诉被测试者3种东西，说完后，请被测试者重复这3种东西是什么。皮球、国旗、树木。

回答正确1项得1分，回答错误或者不知道得0分，共3分。要求被测试者记住这3种东西，过一会儿还要回忆出来。

(4)注意力和计算能力评定

方法：要求患者从100开始减去7，之后再减去7，重复进行5次（即93，86，79，72，65）。

每答对1次得1分，如果前次错了，但下一个答案是对的，只记1次错误。

(5)回忆能力评定

方法：评定员请被测试者说出刚才让记住的3种东西。

说对一项得1分。

(6)命名能力评定

方法：评定员给被测试者出示手表和铅笔，让被测试者说出这是什么。

能正确命名1种记1分。

(7)复述能力评定

方法：评定员请被测试者复述："四十四只石狮子"。

复述正确得1分，口齿不清或不能复述得0分。

(8)执行能力评定

方法：评定员给被测试者一张纸，并请他逐步按照指令去做：①用右手拿着这张纸；②双手把它对折；③放到左腿上。

3个动作执行正确各得1分，不理解指令或不能执行得0分。

注意：不要重复或示范，只有按照正确顺序做的动作才算正确，偏瘫患者可用健侧完成。

(9)阅读能力评定

方法：评定员出示写有"请闭上你的眼睛"的卡片，请被测试者读它并按照要求去做。

读对并闭上眼睛得1分。

注意：不要给予提示或示范。

(10)书写能力评定

方法：评定员请被测试者写一个完整的句子。

书写正确得1分。

注意：不能给予任何提示，句子必须有主语、谓语并有意义。

书写、结构能力评定

(11)结构能力评定

方法：评定员出示一张白纸，上面画有交叉的2个五边形，请被测试者按照表上图形的样子，准确地画出来。

画正确得1分。

注意：须清楚地画出2个五边形的角和5个边，同时，2个五边形交叉处呈菱形。

2. 评定结果

(1)评分标准：量表总分范围为0～30分，27～30分为正常，分数<27分为认知功能障碍。

(2)痴呆严重程度分级方法:21 ~ 26 分为轻度认知功能障碍;10 ~ 20 分为中度认知功能障碍;0 ~ 9 分为重度认知功能障碍。

3. 认知功能障碍的护理

(1)生活护理

1)穿衣指导:衣服简单宽松,避免纽扣过多,最好用拉链代替纽扣;用松紧裤带代替皮带;袜子成双放在一起不易穿混;少佩戴装饰品;鞋子大小合适,不选择系带鞋。

穿衣指导

2)个人卫生:照顾痴呆患者洗脸时,从后面或旁边进行帮助,因为面对面为患者洗脸,常使患者感到很勉强而拒绝或不合作;如患者不肯刷牙或不会刷牙,可用棉棒沾盐水擦洗,达到清洁的效果。有义齿的患者要检查义齿和牙槽是否吻合,餐后要清洁义齿。

3)饮食指导:营养搭配合理,应多吃些清淡的食物,温度适中,防止吃得太少或吃得太多,避免吃容易给身体造成伤害的食物,每日宜饮水 2000 mL。视力不好的患者,餐具最好放在比较明亮的地方,餐具最好颜色比较鲜明,一次提供太多种类的食物患者会不知所措。不使用锐利的刀叉进食,不吃黏性的食物,固体和液体的食物分开给,吃饭时患者会弄脏衣服,这时不要责备他,喂食患者注意扶起卧床者,避免呛噎。

4)睡眠指导:让患者保持规律的生活,白天多活动,消耗体力,晚上保持良好的睡眠;患者的房间应保持温暖,床铺干净舒适、经常换洗晾晒;有患者夜间需要起床的,应在走道安装小夜灯,防止患者害怕黑暗。

5)皮肤护理:卧床患者用气垫床,保持床单整洁干燥,定时翻身拍背,并注意做好骨突处保护,预防压疮。

(2)安全护理　对于有冲动、伤人、自伤、逃跑等病态行为的患者,要注意防范,放好危险物品,防跌倒、烫伤等。避免外出,如需要离开病房时,责任护士检查患者是否携带腕带、卡片(写有医院、科室、姓名、联系人及联系方式),防止患者走失。

(3)用药护理　老人服药时要有人在旁,帮助老人将药全部服下,以免遗忘或错服;伴有抑郁症、幻觉或自杀倾向的痴呆患者,看护者一定要将药品管理好,放到老人拿不到或找不到的地方,遇到老人不愿服药,应耐心说服,药吃下后,让老人张开嘴看是否咽下,也可将药碾碎放在饭中,卧床患者应将药碾碎后溶于水中服用。

(4)康复护理

1)记忆训练:多对患者进行循序渐进、不断强化的记忆功能的训练,如猜谜语、下棋等需要动脑的益智类游戏或活动,增强记忆功能,鼓励其多回忆以往的经历、多跟其他人交流,参加集体活动等,训练强度以患者不感到疲劳为宜。

2)肢体训练:指导患者进行手指操、魔方、跳棋、游戏棒、沙画等训练,延缓身体功能障碍的发生和发展,从而提高生活质量。

【操作流程图】

见图 4-1。

准备用物

↓

核对，解释取得配合

↓

评估环境

↓

评估患者病情、意识状态

↓

认知障碍评定

↓

认知障碍护理

图 4-1　认知功能评定与护理技术操作流程

【操作评分标准】

见表 4-1。

表 4-1　认知功能评定与护理技术操作评分标准

项目	操作要点	分值	考试评分	备注
操作前准备（13 分）	护士准备：工作衣、帽、鞋穿戴整齐，规范	2		
	讲解 MMSE 评定的重要性，取得配合	4		
	评估患者：病情、意识状态、视力、听力、言语、书写能力	5		
	用物：简易精神状态检查表（MMSE），手表，笔，A4 纸，餐具，图片，魔方，跳棋，游戏棒，沙画	2		

续表 4-1

项目	操作要点		分值	考试评分	备注
认知功能评定（55 分）	核对，与患者或家属交流，说明评定目的		4		
	MMSE 评定细则	时间定向力评定	5		
		地点定向力评定	5		
		记忆能力评定	5		
		注意力和计算能力评定	5		
		回忆能力评定	5		
		命名能力评定	5		
		复述能力评定	5		
		执行能力评定	5		
		阅读能力评定	5		
		书写能力评定	5		
		结构能力评定	5		
认知障碍护理（24 分）	生活护理		6		
	安全护理		6		
	用药护理		6		
	康复护理		6		
操作终末评价（8 分）	操作过程熟练，掌握要领，宣教内容正确		5		
	沟通有效，态度亲切		3		
总分					

【选择题】

1. 检查者发出口令，要求患者“举起左手”，患者不能按检查者的口令完成此动作，确定该患者为　（　　）

   A. 体像失认　　　　B. 手指失认

   C. 左右失认　　　　D. 疾病失认

   E. 都是错误的

2. 让脑损伤患者在白纸上临摹指定的几何图形，不能完成者（排除运动瘫痪等其他原因）属于　（　　）

   A. 意念运动行失用　　　　B. 结构性失用

   C. 视觉失认　　　　D. 意念性失用

   E. 运动性失用

3. 认知功能评定包括 ( )

A. 意识状态
B. 记忆评测
C. 情绪评测
D. 智商水平
E. 言语反应

4. 痴呆患者的服药护理中，正确的是 ( )

A. 有精神症状者，药品要放到患者触手可及的地方
B. 患者拒绝服药时要耐心说服
C. 可将药物放在患者喜欢的食物中，减少拒绝感
C. 重症患者应将药物溶于水中服用
E. 服药时有人陪伴

【评判性思考】

1. 如何更好地交流，让患者放松情绪，更好地配合诊疗与护理？
2. 认知功能障碍患者如何进行防走失的护理？

项目二 日常生活活动能力评定与训练技术*

【实验学时】

2 学时。

【实验类型】

技能型实验。

【学习目标】

1. 掌握日常生活活动能力评定方法。
2. 能正确指导脊髓损伤、脑卒中等患者,帮助患者提高日常生活活动能力。

【实验目的】

1. 提高患者日常生活活动能力。
2. 提高学生日常生活活动能力评定与训练技术的运用能力,以改善患者生活自理能力,促进患者早日回归家庭和社会。

【临床案例】

患者李某,男性,48 岁,因“右侧肢体活动不利、言语不清 5 h”入院,患者既往史无特殊。无意识丧失,无视物旋转,无胸闷、气促,无面色苍白、冷汗,头颅 CT 显示:左侧基底节区低密度影,脑梗死。入院后给予营养神经、活血通络以及言语训练、运动疗法、作业疗法等综合康复治疗。现遵医嘱给予日常生活活动能力评定与训练。

【实验准备】

1. 护士准备:着装整洁,洗手。
2. 用物准备:环境设置与日常生活的环境相似,包括衣服、鞋子、梳子、餐具、水杯、牙膏牙刷、毛巾等。

【训练项目】

1. 移动训练:包括床上移动(翻身、坐起)、床-椅转移训练。
2. 进食训练:包括进食体位指导,拿起、握住餐具,并将食物送到口中。
3. 穿戴训练:包括穿脱套头衫、开襟衫、穿裤子等的训练。
4. 清洁与如厕训练

(1)修饰训练:包括洗手和洗脸、拧毛巾、刷牙、梳头等。

(2)洗澡训练:包括使用水龙头、肥皂、浴巾等。

(3)如厕训练:包括上下坐便器;手触及会阴部,拿住和使用卫生纸;穿脱裤子等。

【操作步骤】

(一)操作前核对、评估、与患者沟通

1. 核对患者的床号、姓名、性别等信息。

2. 评估患者的病情、意识状态。

3. 评估患者日常行为习惯、穿衣类型、生活用品与居住环境等。

(参考解释语)

您好,能告诉我您的床号和姓名吗?是1床李老师吧。李老师,为了提高您的生活自理能力,遵医嘱对您进行日常生活能力的评定和训练指导,您平时喜欢穿开襟衫还是套头衫?/裤子是松紧的还是带拉链的?/家里水龙头是什么样式的?/目前用哪种辅助用具?/哪种样式的鞋子比较多?首先,我先问您几个问题,评估一下您的自理能力(Barthel 指数评估,见表4-2)。

表4-2　改良版 Barthel 指数量表

项目	评分	分值	得分
1. 进餐	A. 自己在合理的时间内(约10 s吃一口),可用筷子取食眼前的食物,若需使用进食辅具时,应会自行穿脱	10分	
	B. 需别人帮助穿脱辅具或只会用汤匙进食	5分	
	C. 无法自行取食或耗费时间过长	0分	
2. 洗澡	A. 独立完成(不论盆浴或沐浴)	5分	
	B. 需别人帮忙	0分	
3. 修饰(洗脸、洗手、刷牙、刮脸、梳头发)	A. 独立完成洗脸、洗手、刷牙、刮脸及梳头发	5分	
	B. 需别人帮忙	0分	
4. 穿衣(包括系鞋带等)	A. 可自行穿脱衣服、鞋子及辅具	10分	
	B. 在别人帮助下,可自行完成一半以上的动作	5分	
	C. 需别人帮忙	0分	
5. 控制大便	A. 不会失禁,并可自行使用塞剂	10分	
	B. 偶尔会失禁(每周不超过一次)或使用塞剂时需别人帮忙	5分	
	C. 需别人处理	0分	

续表 4-2

项目	评分	分值	得分
6. 控制小便	A. 日夜皆不会尿失禁，或可自行使用并清理尿套	10 分	
	B. 偶尔会尿失禁（每周不超过一次）或尿急（无法等待便盆或无法及时赶到厕所）或需别人帮忙清理尿套	5 分	
	C. 需别人处理	0 分	
7. 用厕（包括试净、整理衣裤、冲水）	A. 可自行进出厕所，不会弄脏衣服并能穿好衣服；使用便盆者，可自行清理便盆	10 分	
	B. 需帮忙保持姿势的平衡，整理衣物或使用卫生纸，使用便盆者，可自行取放便盆但需依赖他人清理	5 分	
	C. 需别人帮忙	0 分	
8. 床-椅转移	A. 可独立完成，包括轮椅的刹车及移开脚踏板	15 分	
	B. 需要稍微地协助（例如：予以轻扶以保持平衡）或需要口头指导	10 分	
	C. 自行从床上坐起来，但移位时仍需要人帮忙	5 分	
	D. 别人帮忙方可坐起来或需两人帮忙方可移位	0 分	
9. 平地行走 45 m	A. 用或不使用辅具皆可独立行走 45 m 以上	15 分	
	B. 需要稍微扶持或口头指导方可行走 45 m 以上	10 分	
	C. 虽无法行走，但可独自操纵轮椅（包括转弯、进门及接近桌子、床沿）并推行轮椅 45 m 以上	5 分	
	D. 需别人帮忙推轮椅	0 分	
10. 上下楼梯	A. 可自行上下楼梯（允许抓扶手、用拐杖）	10 分	
	B. 需稍微帮忙或口头指导	5 分	
	C. 无法上下楼梯	0 分	

评价标准：Barthel 指数满分为 100 分，按其功能缺陷程度分为 0～20 分＝极严重功能缺陷，生活完全依赖；25～45 分＝严重功能缺陷，生活依赖明显；50～70 分＝中度功能缺陷，生活需要帮助；75～95 分＝轻度功能缺陷，生活基本自理；100 分＝生活完全自理。

（二）操作过程

1. 日常生活活动能力评定

运用改良 Barthel 指数量表评定，具体见表 4-2。

2. 日常生活活动能力训练

（1）移动训练

1）肌力低下者的训练　抓住床栏或床旁的轮椅扶手翻身；在床尾系一根绳梯，患者抓住绳梯坐起；双上肢无力者可戴防滑手套以增加摩擦力；根据不同部位的肌力状况，转移可采用支撑转移、滑动转移、秋千式转移或升降机转移。

2）协调障碍者的训练　上肢协调障碍者可用足部驱动轮椅，但要安装后视镜以防发生事故；下肢协调障碍者需要使用电动轮椅。

3）偏瘫患者床上翻身与坐起

·健侧翻身坐起　①患者逐渐移向床中央，以健手握住患侧的手腕处，然后将前臂置于其腹部。②患者将健脚置于患腿的膝下，健手抓住床栏或床边，翻向健侧。③当小腿移下床边时，抓住床栏的手用力向下推，使自己转成坐姿（图4–1）。

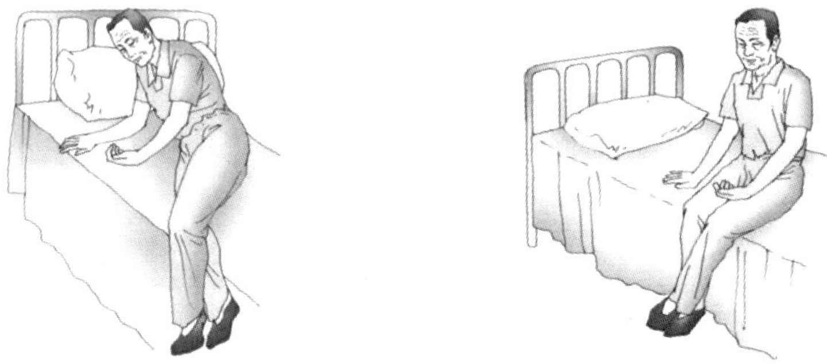

图4–1　健侧翻身坐起

·患侧翻身坐起与躺下

躺—坐：①由仰卧位偏向患侧卧位。②健腿钩住患腿移至床边。③健手撑在患侧肩膀下床面，将上身撑起，同时健腿钩住患腿移出床边呈坐位（图4–2）。

坐—躺：①用较强的腿提起患侧脚，把双脚提至床上。②用健侧手放在床上帮助转身。③躺回床上（图4–3）。

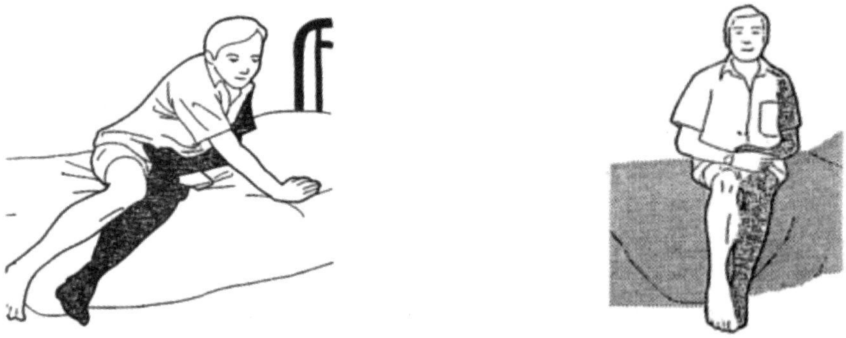

图4–2　患侧翻身坐起

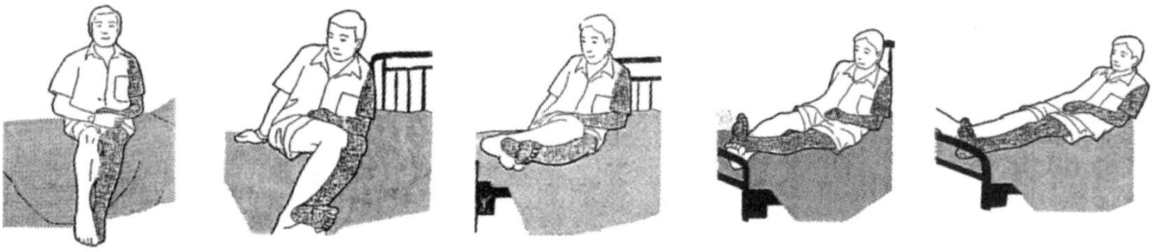

图 4–3　患侧躺下

·床上坐起　①抓住床栏翻身。②在床尾系一根绳梯(图 4–4),患者抓住绳梯坐起,双上肢无力者可戴防滑手套以增加摩擦力。

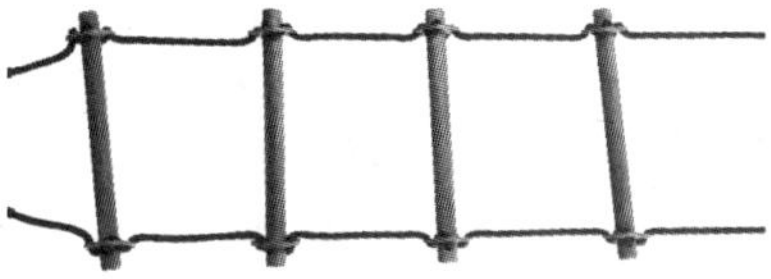

图 4–4　绳梯

4)偏瘫患者床–椅转移　①轮椅置于患者健侧,与床呈 30°～45°,面向床尾,关紧刹车。②患者逐渐移向床中央,以健手握住患侧的手腕处,然后将前臂置于其腹部上。③患者将健脚置于患腿的膝下,健手抓住床栏,翻向健侧。④当小腿移下床边时,抓住床栏的手用力向下推,使自己转坐姿。坐稳后,分开双脚,稳固地踏在地面上,以维持平衡。⑤躯干微向前倾,以健手撑起身子,将身体部分的重量放在健腿上,保持站姿。⑥将健手放在轮椅的远侧扶手中央,以健脚为中轴旋转身坐下(图 4–5)。

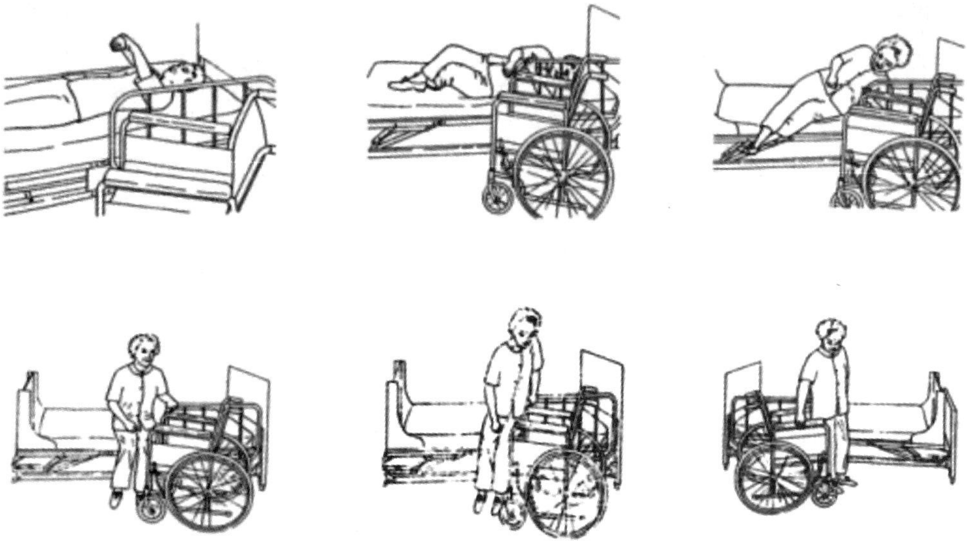

图 4–5　床–椅转移

5）偏瘫患者轮椅移动训练　①上肢协调障碍者可用足部驱动轮椅，但要安装后视镜以防发生事故；下肢协调障碍者需要使用电动轮椅。②偏瘫患者健侧上肢与下肢相互配合驱动轮椅前进并保持方向。

6）偏瘫患者步行训练　①手杖三点步态：手杖→患侧腿→健侧腿，适用于步态训练早期、长期卧床开始起床活动时及老年人。②手杖两点步态：手杖和患侧腿→健侧腿，适用于轻症患者、恢复后期，步行速度加快，需要良好平衡力的患者。

7）偏瘫患者上下楼梯训练　①上楼梯：健手扶栏杆→健侧→患侧，或手杖→健侧腿→患侧腿（图4-6）。②下楼梯：健手扶栏杆→健侧→患侧。下楼梯训练：健手扶栏杆→患侧→健侧（图4-7）。

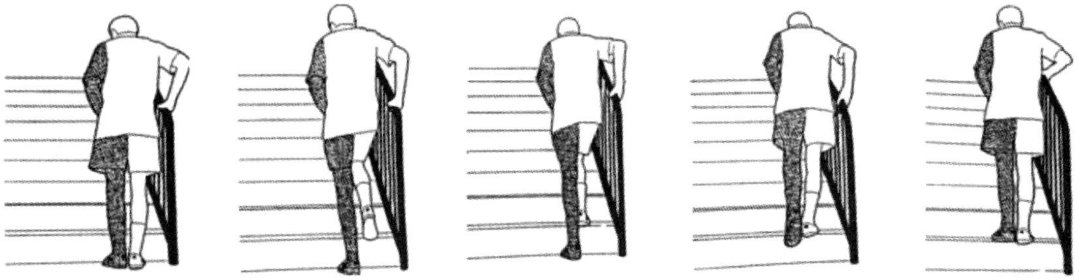

图4-6　上楼梯训练

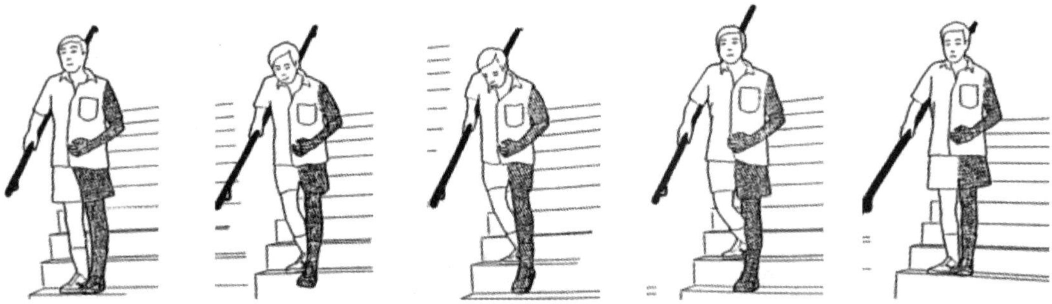

图4-7　下楼梯训练

（2）进食训练

1）体位指导　患者进食时宜选择坐位，食物放在稳定的桌面上，患侧上肢置于桌上，掌心向下，使患者保持对称的坐姿。

2）进食指导　①通过吞咽评估，给患者合理的饮食指导，评估吃饭或饮水过程中有无呛咳的表现。②如果患侧上肢具有运动功能，在进食训练期间应鼓励使用患手。③如果患者的利手是患侧手并且丧失或只有少许功能，应考虑改变利手。④指导患者选择小而浅、粗把手的勺子作为餐具，或使用夹用持物器、手掌持物器、指套持物器。

（3）穿戴训练

1）穿脱衣服　坐位平衡达到三级，且无认知功能障碍的患者可进行穿脱衣服训练，选择稳定性较好的座椅，坐位时双足能平放于地面。穿衣原则为先患侧后健侧，先脱健侧后脱患侧。因穿套头衫消耗能量大，应避免穿此种样式的衣服。

·穿脱开襟衫　将衣服放于双膝上，里面朝外，衣领向上，健手将患侧衣袖拉到肩部和颈部，肘关节保持伸展，肩胛前伸。健手将上衣拉至另一侧肩膀，健手和上肢穿进衣袖，将后襟拉开展平，整理上衣使其对称，健手系扣。先将患侧上衣脱到患肩下，然后将健侧脱到健肩下，脱健侧衣袖，再脱患侧衣袖，完成脱衣。

穿开襟衫

·穿脱裤子　穿裤子：首先将患腿交叉放在健腿上，用健手将裤腿穿进患腿，患足平放于地上，患手放于膝部，用健手将裤子穿进健腿，站立位或转为卧位，将裤腰拉至腰部。脱裤子：患者坐在椅子上，解开裤带，通过倾斜身体或将躯干从一侧向另一侧旋转，使臀部离开座位，快速将裤子脱到臀部以下，然后将裤子从腿上脱下。①先健侧，然后用健足脱掉患侧；②健足踩住裤脚，健手拉起患腿脱掉患侧，然后健侧。

穿裤子

·穿脱鞋子　患者可坐在有扶手椅上或床边完成此动作，取决于患者动态坐位平衡能力。鞋子应放在容易拿到的地方，必要时可用长柄穿衣钩将鞋子从地上捡起。把患脚的鞋子从地上拿起，鞋面向下放在床上或身体旁边的椅子上，将患腿提起交叉放于健腿上，拉开鞋面部分，将患脚"穿进"鞋里，脚趾先穿进鞋里，再用健侧手指钩上鞋跟。用健手系上鞋带或粘上魔术贴，放下交叉的患腿（图 4-8）。脱鞋与上述步骤相反。

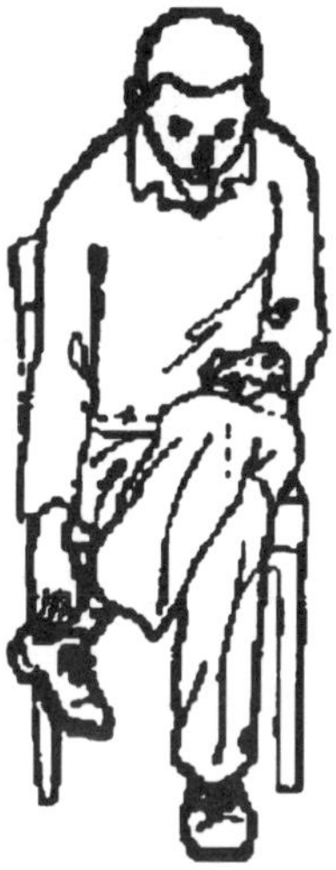

图 4-8　穿鞋

（4）清洁与如厕训练

1）修饰训练　主要包括梳头、洗脸、刷牙。

·梳头　靠近一个台子坐下，照着放在面前的镜子，拿起梳子，先梳前面的头发，然后再梳后面的头发。如果鼓励患者使用患侧手来梳头，建议用加粗或加长梳柄。

·洗脸　采取坐位或站位，站立位时应将躯干、肘、腕部靠在水池边以保持上肢稳定。将小毛巾放进脸盆，打开水龙头，用一只手紧握小毛巾将其拧干或将其缠在水龙头上拧干。当毛巾足够干时，平摊在手掌上擦脸，重复多次（图 4-9）。

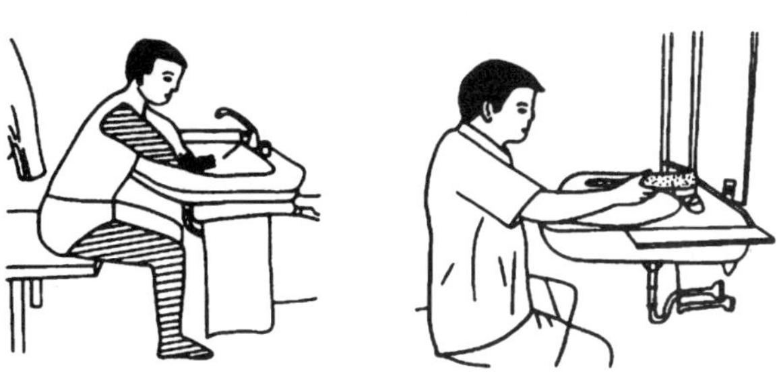

图 4-9　坐位洗手/拧干毛巾

·刷牙、漱口　打开水龙头将杯子充满水后，将杯子放在台子上，将牙刷放在湿毛巾上或一小块防滑垫上稳定，用一只手打开牙膏的盖或按钮，将牙膏挤到牙刷上，开始刷牙。刷牙后放下牙刷并拿起漱口杯漱口，重复动作直到活动完成。

2）如厕训练　使用轮椅或持拐至厕所，穿、脱裤子的方法与前述相同；抓握功能差者，可将卫生纸缠绕在手上使用。

【操作流程图】

见图 4-10。

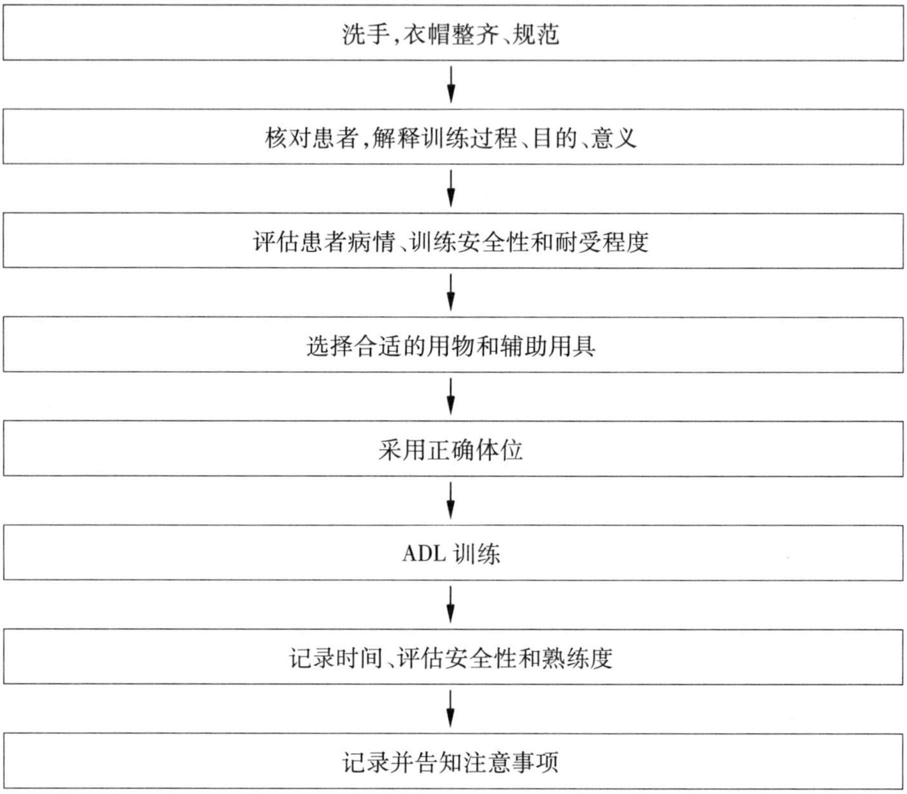

图 4-10　日常生活活动能力评定与训练技术操作流程

【注意事项】

1. 移动训练

（1）床上翻身及转移，不管转向患侧还是健侧，整个活动都应先转头和颈，然后正确地连续转肩和上肢躯干、腰、骨盆及下肢，并且保持脊柱的伸直位，防止扭曲。

（2）翻身及转移都要确保有足够的空间活动，保证患者的安全和舒适，并保持肢体的功能位。不宜过快，注意安全，防止跌倒。

（3）在患者进行坐位练习时，必须达到三级坐位平衡，确保安全。

（4）步行要求患者具备以下条件：站立时不需要过多的帮助，能用患腿负重而无膝持续过伸和足跖屈，健腿向前迈步，健腿负重，患腿迈步躯干能维持中立位，达到站立的三级平衡，重心能前后、左右转换，在适当的帮助下，有信心以相对正常的模式行走，没有明显增加肢体的痉挛。

2. 进食训练

(1)进食前全面评估患者的吞咽能力,选择合适的食物,以防呛咳、误吸。

(2)用防滑垫或患手稳定碗或盘子等容器,把患侧上肢放在桌上,稳定肘部,保证患手握碗的稳定性。

(3)可训练患者使用患手,运用合适的饮食器皿完成进食。

(4)当患者进行进食训练时,应嘱患者放松,以避免在进食期间呛咳。

3. 穿戴训练

(1)坐位平衡达到三级,且无认知功能障碍的患者可进行穿脱衣服训练。

(2)选择稳定性较好的座椅,坐位双足能平放于地面。

(3)穿衣原则为先患侧后健侧,先脱健侧后脱患侧。

(4)建议选择宽松的开襟衫,尽可能地利用患侧主动穿衣,必要时选择不带拉链的衣服,用魔术贴替代,简化穿衣动作。

(5)穿脱鞋子:建议用松紧鞋代替普通的系带鞋,鞋不宜太重和鞋底太硬,鞋面不宜太软,鞋跟应是平底,建议穿用魔术贴扣住的运动鞋。

4. 清洁与如厕训练

(1)修饰最好坐在卫生间椅子上完成,患者应有比较好的平衡能力,确保安全。

(2)修饰的工具应放在容易取放的地方。

(3)选用容易单手完成操作的小毛巾或海绵。

(4)建议男性患者使用充电的电动剃须刀。

(5)尽量选择按压式肥皂液,开瓶盖时,可将容器夹在两腿之间拧开。

【操作评分标准】

见表4-3。

表4-3　日常生活活动能力训练技术操作评分标准

项目	操作要求	分值	考试评分	备注
操作前准备 (15分)	护士准备:工作衣、帽、鞋穿戴整齐、规范	3		
	环境设置:训练环境与日常生活活动环境	4		
	用物准备:包括各类常用的日常生活活动训练设备等	4		
	运用Barthel指数量表评定,根据结果,制订ADL训练计划	4		

续表 4-3

项目		操作要求	分值	考试评分	备注
指导训练内容（73分）	移动训练	讲解移动训练目的、方法，取得参与、配合	4		
		坐起训练指导：抓住床栏或床旁的轮椅扶手翻身坐起	4		
		各种转移方法指导正确	6		
	进食训练	找出影响进食的原因，根据问题制订训练措施	5		
		根据需要使用适应性辅助用具	5		
		指导进食方法正确，防止异常模式进食	6		
	穿戴训练	讲解穿脱要领，指导患者穿轻便、宽松的衣裤、鞋、袜	6		
		训练穿脱上衣，穿脱程序正确	6		
		训练穿脱裤子，穿脱程序正确	6		
		训练穿脱鞋子，穿脱程序正确	6		
	清洁与如厕训练	讲解个人卫生自理要领，取得参与、配合	5		
		指导修饰方法正确，掌握辅助器应用	4		
		指导梳洗方法正确，掌握辅助器应用	5		
		指导如厕方法正确，使用适应性辅助用具	5		
操作后（12分）		评价训练效果、安全性	4		
		整理用物	3		
		指导患者训练注意事项	5		
总分			100		

【选择题】

1. 属于基本的日常生活活动能力的是 （　　）
   A. 做饭　　B. 采购
   C. 骑车　　D. 进食
   E. 跑步
2. ADL 能力中度缺陷的分值是 （　　）
   A. 0～20 分　　B. 25～45 分
   C. 50～70 分　　D. 55～80 分
   E. 60～80 分

【评判性思考】

1. 功能障碍患者家庭环境如何设置？
2. 如何对患者及其家属进行指导和健康教育？

项目三　矫形器的应用指导

【实验学时】

2学时。

【实验类型】

技能型实验。

【学习目标】

1. 能熟悉各种常用的矫形器。
2. 能正确掌握常用矫形器的佩戴方法。
3. 能熟练与患者交流，适时进行健康教育。

【实验目的】

1. 指导患者及家属矫形器的佩戴方法。
2. 患者及家属掌握矫形器佩戴的注意事项。

【临床案例】

患者丁某，男，31岁，脊柱骨折（胸$_{12}$、腰$_1$、腰$_2$），胸$_{12}$完全性脊髓损伤，因“腰$_1$椎体骨折内固定术后”2月余入院，查体：患者无颅内高压，心肺功能正常，无双下肢静脉血栓，医嘱拟下床行康复治疗，遵医嘱指导患者佩戴胸腰段脊柱矫形器。

【实验准备】

1. 护士准备：着装整洁，洗手，戴口罩。
2. 用物准备：胸腰段脊柱矫形器等。
3. 患者准备：给患者解释使用目的及注意事项。

【操作步骤】

（一）操作前核对、评估、与患者沟通

1. 核对患者的床号、姓名、性别等信息。
2. 评估患者的病情、意识状态、皮肤状况。
3. 穿合适的衣物。

（参考解释语）

您好，能告诉我您的床号和姓名吗？您是1床丁某先生，您好，您已经行“腰$_1$椎体骨折内固定术后”两月余了，没有颅内高压，心肺功能也正常，无双下肢静脉血栓，为了更好

地促进您肢体功能的恢复,医生准备让您下床行康复治疗。因为您术后刚两个多月,脊柱的稳定性还欠佳,在您下床的时候,为了保持您脊柱的稳定性,避免出现继发性损害,您需要佩戴胸腰段脊柱矫形器。我先给您介绍一下,矫形器是用于人体躯干、四肢、踝足等部位的体外支撑装置,对病变肢体起到固定、保护、支持,预防和矫正畸形,提高和补偿功能缺陷,满足功能需要,以提高生活质量。在佩戴之前我需要检查一下您肢体和皮肤的情况,请您配合一下好吗?您能把双上肢抬起来吗?来,用力抓握一下我的手,很好,您的双上肢功能是正常的,肌张力也不高,您的双下肢能抬起来吗?(患者:抬不了。)能这样左右移动吗?(患者:动不了。)好的,没关系,您的双下肢肌力是零级,没有肌张力。我来看一下您的皮肤情况,胸部皮肤完好,无皮疹、伤口。现在用我之前教您的轴线翻身的方法,我来看一下您背部皮肤的情况好吗?背部皮肤完好,无皮疹、伤口。丁先生,在佩戴矫形器的时候呢,为了保持衣物的平整性,防止皮肤受压,要求我们穿合适的紧身衣物,我看您的衣物也是符合要求的,您还有别的需要吗?(患者:没有。)好的,请您稍候,我去准备一下马上过来。

(二)操作过程

1. 协助患者取平卧位。

2. 根据患者病情需要选择合适的矫形器。

3. 检查矫形器的性能是否良好。

(参考解释语)

丁先生,请您平躺,这是我们康复工程科根据您的情况专门为您量身定做的胸腰段脊柱矫形器。这个是矫形器的前端,这个是背部,这个是矫形器上的起固定作用的螺丝扣,这个是魔术贴,您戴上之后起固定作用的,这个是背带,可以调节高度,这个是气囊,充气之后可以避免矫形器的板材直接损伤您的皮肤,增加您的舒适度。在使用之前,我们要先检查一下矫形器的性能是否良好,检查一下螺丝扣是否牢固,魔术贴性能是否良好。

4. 指导患者及家属佩戴矫形器的方法,穿戴后进行相应功能的训练。

(参考解释语)

佩戴胸腰段脊柱矫形器

丁先生,您好,现在我要教您怎么佩戴矫形器了。现在先采用我之前教您的轴线翻身的方法,先往您的一侧侧身,我会把矫形器的背部放在您的背部。好的,您做得很好,现在您慢慢躺平,我现在帮您把矫形器的前端给您戴上,我再帮您把魔术贴、背带固定好。现在我帮您把气囊充起来。好的,现在矫形器已经佩戴好了,您学会了吗?现在呢,请您双手拉住床档,我来帮助您尝试着坐起来,很好,您做得非常棒,您能坐得稳吗,没有什么不舒服吧。

5. 交代注意事项

(常用解释语)

丁先生,因为您脊柱的稳定性欠佳,您在坐起来的时候一定要佩戴脊柱矫形器。在矫形器佩戴的过程中,我们首先一定要注意检查矫形器的性能是否良好;我们的衣物一定不能过于宽松,要选择合适的紧身衣物,防止皮肤局部受压;佩戴的过程中,佩戴的松紧度一定要适中,如果过程当中出现呼吸困难、胸闷的情况,可能是由于佩戴太紧导致的,请您一定要及时告诉我们。矫形器佩戴后,您在坐起来的时候一定要保持正确的坐姿;另外,矫形器是给您量身定制的,请您一定要注意控制体重,防止出现因为体型变化导致矫形器佩戴不合适的情况。矫形器需要您经常保养,保持矫形器清洁,存放时要避免挤压矫形器,发现矫形器有问题时,及时请矫形师解决。

6. 矫形器的去除

(常用解释语)

丁老师您好,您已经坐了半个小时了,感觉怎么样?(患者:还可以。)那现在我来教您把矫形器去掉,现在请您双手拉住床档,慢慢躺平,我先帮您把魔术贴和背带松开,我帮您把矫形器前端去掉(查看皮肤:皮肤完整);请您采用轴线翻身的方法,往一侧翻身,我帮您把背部的矫形器去掉,很好,我来看一下您背部皮肤的情况,背部皮肤完整,好的,您慢慢躺平。丁老师,矫形器的穿戴方法您学会了吗?(患者:学会了。)如果在佩戴的过程当中您有什么不适或疑问请及时告诉我们,您好好休息吧。

7. 记录

【操作流程图】

见图 4-11。

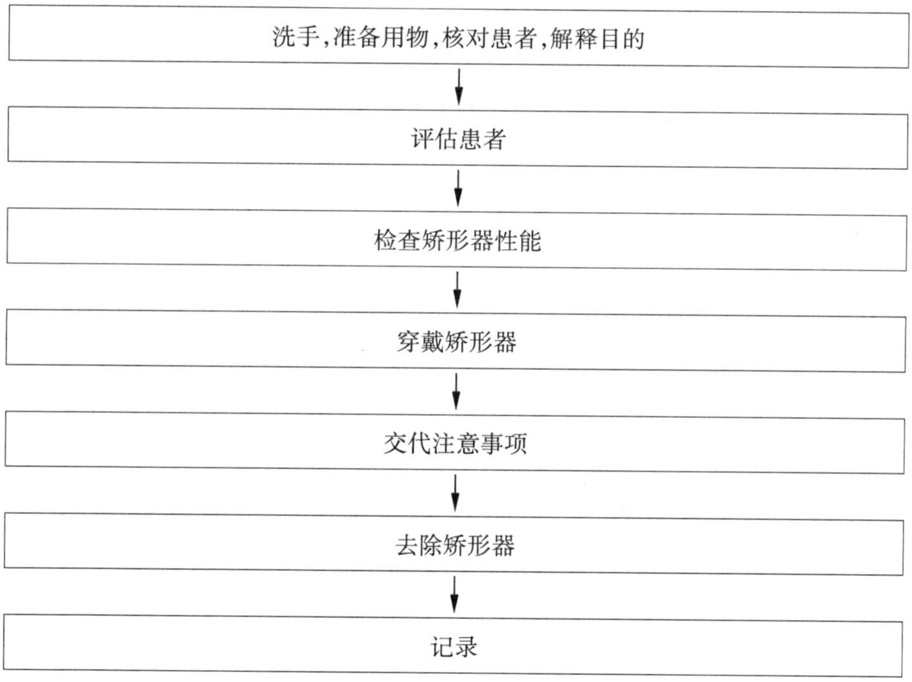

图 4-11　矩形器的应用指导操作流程

【注意事项】

1. 佩戴矫形器的注意事项

(1)局部、肢端血液循环不良:每日检查患者肢端血液循环、肢体肿胀情况,注意检查局部皮肤有无发红、疼痛、破损等情况,并针对发现的问题及时采取有效的措施。

(2)预防压疮:骨突出部位应加软垫缓解受压,对造成局部受压严重的矫形器,请矫形师进行调整。同时注意保持皮肤的清洁，每日清洗局部皮肤并保持干燥。

2. 矫形器保养　经常保养矫形器，保持矫形器清洁；存放时要避免挤压矫形器，对低温热塑材料制作的矫形器存放时要远离热源；发现矫形器有问题时，及时请矫形师解决。

3. 避免佩戴矫形器存在不适

(1)做专门的测量、记录，必要时提出修改意见。发现患者存在不适时，应对矫形器进行检查、修改。

(2)定期随访：训练期间，检查矫形器的装配是否符合生物力学原理，是否达到预期的目的和效果，了解患者使用矫形器后的感受和反馈，对需长期使用矫形器的患者，应每3～6个月随访1次，以了解矫形器的使用效果及病情变化，必要时进行修改和调整。

【操作评分标准】

见表4-4。

表4-4　矫形器应用指导的操作评分标准

项目		操作要求	分值	考试评分	备注
操作前准备(20分)		护士准备：工作衣、帽、鞋穿戴整齐，规范	5		
		患者准备：讲解矫形器训练的重要性，取得参与、配合	5		
		用物准备：选择合适的矫形器	5		
		评估：肢体长度、皮肤周径、关节活动范围、感觉状况、损伤畸形程度等	5		
矫形器应用指导训练技术操作过程(80分)	穿脱训练	教会患者认识矫形器的名称和用途	5		
		教会患者穿脱矫形器	5		
		上肢矫形器的穿戴指导	5		
		下肢矫形器的穿戴指导	5		
		脊柱矫形器的穿戴指导	5		
	上肢矫形器训练	选择合适的矫形器	6		
		正确有效地使用矫形器进行相应功能的训练。教会患者进行日常生活能力的训练	6		
		指导功能训练：穿上矫形器进行功能活动	6		
		指导职业训练：根据患者所要恢复的职业，进行穿戴矫形器后的针对性训练	6		
		指导患者穿戴矫形器恢复工作	6		
	下肢矫形器训练	矫形器的选择和使用	5		
		踝足矫形器：指导患者进行保持身体平衡、站、行走等训练	5		
		指导患者穿戴单侧矫形器者先迈健肢，后迈患肢训练	5		
		指导穿戴双侧矫形器者手扶平行杠站立，掌握站立平衡后，再让患者在平行杠内行走训练	5		
		学会穿戴矫形器	5		
总分			100		

【选择题】

1. 矫形器的使用错误的是　　　　　　　　　　　　　　　　　　　　　　　　（　　）
   A. 佩戴矫形器应每日检查患者肢端血液循环、肢体肿胀情况，注意检查局部皮肤有无发红、疼痛、破损等情况
   B. 佩戴合适的矫形器，无须随访
   C. 佩戴矫形器时应注意防止压疮的发生
   D. 矫形器佩戴过程中，如有不适，应及时与矫形师联系
   E. 低温热塑材料制作的矫形器存放时要远离热源
2. 关于矫形器的说法错误的是　　　　　　　　　　　　　　　　　　　　　　（　　）
   A. 保持肢体、关节的正常对线关系，促进病变愈合
   B. 限制关节的异常活动范围，稳定关节，减轻疼痛或恢复其承重功能
   C. 矫正肢体已出现的畸形，预防潜在畸形的发生和发展
   D. 通过矫形器的外力源装置，代偿已瘫痪肌肉的功能，对肌力较弱者予以助力，使其维持正常运动
   E. 所有存在肢体畸形的患者，都可佩戴矫形器

【评判性思考】

1. 患者佩戴矫形器时如何做好皮肤的管理？
2. 患者佩戴矫形器时如何做好并发症的预防？
3. 如何更好地交流，让患者放松情绪，更好地配合诊疗？

项目四 轮椅应用指导训练

【实验学时】

1 学时。

【实验类型】

技能型实验。

【学习目标】

1. 能说出使用轮椅的目的。
2. 能正确地使用轮椅。
3. 能熟练与患者交流，无并发症及跌倒等意外发生。

【实验目的】

1. 学生掌握轮椅的选择、检查及保养方法。
2. 患者掌握轮椅的使用技能。

【临床案例】

患者李某，男，48 岁。高空坠落导致双下肢感觉运动功能消失，尿潴留，小便不能自解，核磁共振显示 C_7–T_1 信号增强、脊髓水肿等。在骨科治疗 2 周后转康复科治疗 3 月余。诊断：脊髓 C_7–T_1 完全性损伤（完全性截瘫）。患者积极配合康复训练和并发症防护，体能恢复良好，生命体征平稳，Barthel 指数 25 分，坐位平衡 2 级，遵医嘱为患者配备轮椅，进行轮椅应用指导训练。

【实验准备】

1. 护士准备：着装整洁，洗手，戴口罩。
2. 用物准备：轮椅、毛毯、枕头。

【操作步骤】

（一）操作前核对、评估、与患者沟通

1. 核对患者的床号、姓名、性别等信息。
2. 评估患者的病情（肌力、运动等）、意识状态、皮肤状况。

3. 向患者讲解轮椅应用的目的、方法，取得患者及照顾者的配合。

（参考解释语）

您好，能告诉我您的床号和姓名吗？是1床李某吧。李先生，我是您的责任护士××，现在遵医嘱为您进行轮椅的应用指导训练，当您学会了轮椅的正确使用之后，可提高独立生活能力，扩大活动范围，提升社会参与能力，为回归家庭和社会打基础。请您配合好吗？（患者：好的。）您需要去卫生间吗？（因为患者为神经源性膀胱，训练之前需排尿一次，避免转移过程中腹压增加引起漏尿。）（患者：刚刚排完尿。）还有别的需要吗？（患者：没有。）好的，请您稍候，我去准备一下马上过来。

（二）操作过程

1. 轮椅的选择

（1）选择轮椅的基本原则：使用方便，位置稳定，舒适，压力分布均匀，安全实用。

（2）座位宽度：患者坐上轮椅后，双大腿与扶手之间应有2.5～4 cm间隙，约2指宽。

（3）座位长度：正确的长度是患者坐下之后，坐垫的前缘离膝后6.5 cm，约4指宽。

（4）座位高度：患者坐下时足跟至腘窝的距离，再增加4 cm，再放置踏板，板面至少离地面5 cm。

（5）扶手高度：在双臂内收情况下，前臂放置在扶手背上，肘关节屈曲约90°为正常。

（6）靠背高度：靠背的上缘应在腋下10 cm左右，约手掌宽。

（7）脚踏板高度：板面至少离地5 cm。

（8）轮椅全高：为握把手至地面的高度，一般为93 cm。见图4-10。

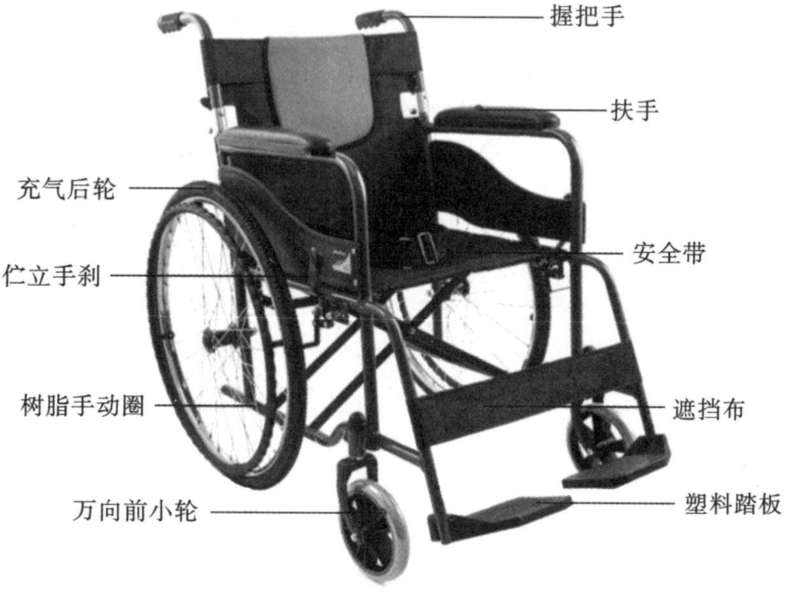

图4-10　轮椅结构图

2. 床到轮椅的转移(脊髓损伤患者)

床到轮椅的转移

(1)轮椅与床边呈30°角,刹住车闸,翻起脚踏板。

(2)患者呈仰卧位,双上肢置于身体两侧,双臂肘关节屈曲支撑于床面上,护士站在患者侧前方,以双手放于患者腋下扶托,向上牵拉。

(3)嘱患者利用双肘的支撑抬起上部躯干后,逐渐改用双手掌撑住床面,支撑身体坐起。

(4)协助患者把双腿移下床,坐在床边,协助穿鞋。

(5)患者双上肢放在协助者肩上,下颌放在协助者一侧肩上,协助者双腿固定患者膝部,双手抓住患者裤腰并提起,将患者转移到轮椅。

3. 轮椅上下台阶

护士推动轮椅上台阶

(1)护士推动轮椅上台阶　①面向台阶:护士用脚踩下倾倒杆使轮椅向后倾斜,把脚轮放在台阶上,继续向前推动使大轮靠近台阶,再上抬大轮即可;②背向台阶:推轮椅者抬起脚轮,将轮椅退到台阶下,双手同时用力上提即可。

(2)护士推动轮椅下台阶　①面向台阶:先使轮椅后倾,然后边向后拉动轮椅边使大轮缓慢落到地面,再缓慢放下脚轮;②背向台阶:即推轮椅者自己先下台阶,把轮椅倒退到台阶边缘,使大轮缓慢倾斜从台阶上落下,再抬起脚轮向后方移动,使脚轮落到地面,然后转向前行。

(3)患者独自驱动轮椅上下台阶　当轮椅使用者掌握大轮平衡技术后即可开始该项训练。方法:使轮椅面对台阶并离开台阶数厘米远;利用大轮平衡技术抬起脚轮并置于台阶上;前轮倒推到台阶边缘,将双手置于手轮的适当位置;用力向前推动轮椅到台阶上。下台阶时先将轮椅推到台阶边缘;在控制下转动大轮缓慢下降到台阶下,最后使脚轮落下。在刚开始训练时必须有人监护。

4. 轮椅减压

轮椅减压

长时间坐轮椅者臀部易产生压疮,应定时抬高臀部减压,使用软垫固定保护。

(1)指导患者每30 min减压一次,每次减压30 s。方法:患者双手放在轮椅扶手上或两侧大轮上,支撑身体躯干上抬,让臀部离开坐垫而减压。

(2)不能用手支撑身体者,可将躯干前倾侧倾,使一侧臀部离开坐垫,持续片刻后,换另一侧臀部抬起,左右臀部交替减压。

(常用解释语)

李先生,现在您已经坐了30 min了,为了保护您的皮肤,我将协助您活动身体,请您配合好吗?(患者:好的。)现在请您双手放在轮椅扶手上或两侧大轮上,支撑身体躯干上抬,让臀部离开坐垫30 s而减压。好的,您配合得非常好,有什么不舒服吗?(患者:没有。)好的,现在减压完成,请您放松。

【操作流程图】

见图 4–12。

洗手，戴口罩，准备用物，核对患者，解释目的

↓

放置轮椅，固定刹车，翻起脚踏板，平铺毛毯

↓

协助患者坐起，穿衣、穿鞋

↓

协助患者坐入轮椅中，询问有无不适

↓

整理床单元成暂空床

↓

推动轮椅帮助患者上下台阶

↓

提醒并帮助患者进行轮椅减压

↓

进行健康教育，防止意外发生

图 4–12　轮椅应用指导操作流程

【注意事项】

1. 告知患者使用轮椅的必要性和重要性，训练时及时给予肯定和鼓励，帮助患者树立信心，使患者逐渐接受、逐步适应轮椅，并熟练操控轮椅，达到在轮椅上日常生活活动自理。

2. 根据压力分布情况，合理选择适当的坐垫，定时减压，以防压疮发生。

3. 患者自行使用轮椅时确保坐姿正确，操控轮椅时保持平稳，务必掌握轮椅操作要领，注意安全。

4. 辅助者使用轮椅时要注意患者的体位是否正确，有无佩戴安全系带，同时要注意驱动轮椅速度宜缓慢，时刻观察周围环境和患者情况，以免发生意外。

5. 进行健康教育，指导患者掌握自己使用轮椅时的要领及注意事项，以防跌倒等意外事件发生。

【操作评分标准】

见表 4–5。

表 4-5　轮椅应用指导训练的操作评分标准

<table>
<tr><th colspan="2">项目</th><th>操作要求</th><th>分值</th><th>考试评分</th><th>备注</th></tr>
<tr><td colspan="2" rowspan="2">操作前准备
（10 分）</td><td>护士准备:着装整洁、洗手、戴口罩</td><td>5</td><td></td><td></td></tr>
<tr><td>用物准备:用物齐全、放置合理</td><td>5</td><td></td><td></td></tr>
<tr><td colspan="2" rowspan="4">评估
（10 分）</td><td>患者的年龄、病情、生命体征、皮肤情况</td><td>3</td><td></td><td></td></tr>
<tr><td>患者的病情、意识状态及配合能力</td><td>2</td><td></td><td></td></tr>
<tr><td>功能障碍肢体肌力、关节活动度;需要保持的体位</td><td>3</td><td></td><td></td></tr>
<tr><td>心理、知识水平</td><td>2</td><td></td><td></td></tr>
<tr><td rowspan="11">操作
要点
（68 分）</td><td rowspan="3">准备</td><td>正确核对患者,给患者解释目的、注意事项</td><td>4</td><td></td><td></td></tr>
<tr><td>协助患者取舒适体位</td><td>2</td><td></td><td></td></tr>
<tr><td>根据需要进行皮肤准备</td><td>4</td><td></td><td></td></tr>
<tr><td>转移</td><td>床到轮椅的转移</td><td>8</td><td></td><td></td></tr>
<tr><td rowspan="6">轮椅上下
台阶</td><td>面向台阶,上台阶</td><td>7</td><td></td><td></td></tr>
<tr><td>面向台阶,下台阶</td><td>7</td><td></td><td></td></tr>
<tr><td>背对台阶,上台阶</td><td>7</td><td></td><td></td></tr>
<tr><td>背对台阶,下台阶</td><td>7</td><td></td><td></td></tr>
<tr><td>独自驱动轮椅上台阶</td><td>7</td><td></td><td></td></tr>
<tr><td>独自驱动轮椅下台阶</td><td>7</td><td></td><td></td></tr>
<tr><td>轮椅减压</td><td>轮椅上的减压</td><td>8</td><td></td><td></td></tr>
<tr><td colspan="2" rowspan="3">操作后终末处置
（10 分）</td><td>整理用物,整理床单位,固定好引流管</td><td>5</td><td></td><td></td></tr>
<tr><td>交代注意事项</td><td>2</td><td></td><td></td></tr>
<tr><td>洗手、记录翻身时间及皮肤情况</td><td>3</td><td></td><td></td></tr>
<tr><td colspan="2" rowspan="2">操作后评价
（2 分）</td><td>患者能说出轮椅使用的目的,并能接受并主动配合</td><td>1</td><td></td><td></td></tr>
<tr><td>患者感觉安全舒适</td><td>1</td><td></td><td></td></tr>
<tr><td colspan="2">总分</td><td></td><td>100</td><td></td><td></td></tr>
</table>

【简答题】

1. 轮椅的适应证有哪些?
2. 选用轮椅时应考虑哪些因素?

【评判性思考】

1. 协助患者床椅转移时,怎样保证患者的安全?
2. 如何更好地交流,让患者更好地配合使用轮椅,早日回归社会?

模块五　康复护理综合实践能力训练

项目一　脑卒中患者的康复护理*

【实验学时】

3 学时。

【实验类型】

综合型实验。

【学习目标】

1. 能正确选择和应用脑卒中患者运动功能障碍的评定方法。

2. 能准确制订并实施脑卒中患者的康复护理计划。

3. 能在康复护理中进行合理、有效的团队合作与分工。（护理措施、病情观察及护理记录）

4. 能及时、恰当地与患者及家属沟通，实施人文关怀。（健康教育）

【实验准备】

1. 物品准备：生活用品若干；脑卒中运动功能障碍的评定量表和笔、纸等。PT 床、PT 凳、平衡板、软枕、沙袋、量角器；手和踝关节矫形器、分指板、磨砂板、多功能插板、拼图板；手杖和步行架、轮椅等。

2. 学生课前准备：每实验小班学生平均分成 4 组，选出组长 1 人。课前通过复习、查阅文献等小组学习强化脑卒中患者的康复护理的相关知识。

【临床案例】

患者，王某，女，78 岁，于 2017 年 9 月 6 日以“突发右侧肢体无力、言语不清 2 h”入院。MRI 示：脑梗死。查体：T 36 ℃，P 80 次/min，R 20 次/min，BP 180/105 mmHg，神志清，不完全运动性失语。心律齐，心脏起搏器工作正常，右侧肢体活动障碍，肌张力低下，左侧正常。2017 年 9 月 12 日开始康复介入治疗。查体：T 36. 3 ℃，P 78 次/min，R 20 次/min，BP 140/95 mmHg，神志清，不完全运动性失语。心律齐，右侧肢体活动障碍。肌张力检查：在 ROM 末出现最小阻力，左侧正常。

【实验内容与步骤】

（一）案例讨论

1. 患者初入病房，护士如何接诊患者及其家属？

学生分组，每组选 4 名同学进行角色扮演，2 名护士、1 名家属、1 名患者，分别进行评析。

2. 如何为该患者进行初期评定？

3 名同学进行角色扮演，1 名患者，2 名病房责任护士，进行初期评定检查练习。讨论并评析。

情境一

在接诊患者时查体：T 36 ℃，P 80 次/min，R 20 次/min，BP 180/105 mmHg。神志清，无排便异常，不完全运动性失语。心律齐，心脏起搏器工作正常，右侧肢体活动障碍，肌张力低下，左侧正常。

分析以下问题：

1）该患者需要什么处理措施？

2）该患者都需要进行哪些方面的评定？运动功能评定都采用哪些量表？该患者的 Brunnstrom 分期为几期？

3）康复护理何时开始？康复护理的原则是什么？

情境二

2017 年 9 月 12 日开始康复介入治疗，查体：T 36.3 ℃，P 78 次/min，R 20 次/min，BP 140/95 mmHg，神志清，不完全运动性失语。心律齐，右侧肢体活动障碍，肌张力检查：在 ROM 末出现最小阻力，左侧正常。

分析以下问题：

1）此时康复护理计划的短期目标和长期目标是什么？

2）试列出该患者的康复护理计划。

情境三

2017 年 11 月 18 日康复评定。查体：T 36.1 ℃，P 78 次/min，R 20 次/min，BP 140/80 mmHg，心律齐，神志清，问话可正确回答，语速慢。右上肢在伸肘直情况下，肩可前屈 90°。肌张力检查：右上下肢在 ROM 末 50% 突然卡住及最小的阻力，右指能全指屈曲，钩状抓握，右下肢在足跟不离地的情况下踝能背屈；左侧正常。自己可以完成正常的进食、修饰、穿衣，上厕所、转移、上下楼梯、洗澡、步行需部分帮助。

分析以下问题：

1）此时患者的运动功能为 Brunnstrom 几期？ADL 评分是多少？

2）这个时期的康复护理计划是什么？

（二）学生分组

每组的学生代表发言，教师点评分析。

（三）技能训练

1. 康复护理评估

（1）运动功能评定：采用 Brunnstrom 量表评定。

（2）痉挛程度的评定：采用改良 Ashworth 量表评定。

（3）平衡功能的评定：采用徒手和 Berg 平衡量表评定。

（4）ADL 评定：采用 Barthel 指数量表评定。

2. 记录评定结果并进行分析。

3. 制定康复治疗目标。

4. 运动功能障碍的康复护理方案。

(1)软瘫期

良肢位摆放:患侧卧位、健侧卧位、仰卧位、床上坐位。

改善肌张力:改善软瘫、改善痉挛。

肢体被动活动:肩胛骨的活动;上肢各关节活动:肩关节、前臂旋转、手指关节;下肢各关节:髋关节、膝关节、踝关节、足趾关节。

肢体被动活动

主动活动:辅助翻身、被动翻身;患者上肢训练:Bobath 握手下上肢各关节、各运动方向的活动;患侧下肢的训练:屈髋屈膝训练、屈踝训练、患侧下肢控制训练、桥式运动。

(2)痉挛期

抗痉挛训练:卧位抗痉挛训练、抑制躯干痉挛、上肢屈肌和下肢伸肌痉挛。

坐位训练:保持正确的坐姿、坐位平衡训练、偏瘫上肢的训练及偏瘫下肢功能活动。

Bobath 握手

转移:从健侧坐起、从患侧坐起;在患者获得良好的坐位平衡功能后,进行从被动到主动的坐位转移训练。

(3)恢复期

平衡训练:三级平衡训练、坐位平衡训练。

站立训练:正确的站立姿势、双下肢负重站立训练、患侧下肢负重、健侧支撑患腿活动训练、站立平衡训练。

床与轮椅独立转移

步行训练:步行前准备、扶持步行、改善步态训练。

上下阶梯训练:上楼梯,健腿先上,患腿后上;下楼梯,患腿先下,健腿后下。

上肢和手的训练:前臂旋前和旋后、背伸腕关节训练、拇指功能训练、手指的精细活动训练。

【操作评分标准】

上楼梯

表 5-1 脑卒中患者的康复护理操作评分标准

评价内容	技术实施要点	分值	考试评分	备注
案例分析(20 分)	临床思维清晰	4		
	制订康复护理计划迅速、全面	8		
	思考题回答正确	8		

下楼梯

续表 5-1

评价内容		技术实施要点	分值	考试评分	备注
护理技能操作（66分）	康复护理评估	评估项目、方法及量表选用正确	4		
		评估结果正确	4		
		康复护理目标和护理计划制订准确	4		
	软瘫期	良肢位摆放正确	5		
		肢体被动活动正确	7		
		主动活动正确	7		
	痉挛期	抗痉挛训练正确	6		
		坐位训练正确	5		
		转移训练正确	6		
	恢复期	站立训练正确	5		
		步行训练和上下楼梯训练正确	7		
		上肢和手的训练正确	6		
人文关怀（6分）		态度亲切、语言恰当、沟通有效	3		
		宣教内容正确	3		
团队合作（8分）		医护人员衣帽整齐	2		
		情景设计合理，准备充分	2		
		组织有序，限时内完成操作	2		
		情景模拟生动	2		
总分			100		

【选择题】

1. 脑卒中急性期仰卧位时对躯干和患侧肢体姿势的要求不正确的是（　　）
   A. 上肢置于体侧软枕上，远端比近端略抬高有利于血液回流
   B. 患侧上肢伸展，使骨盆向下并防止患腿外展外旋
   C. 患侧肩胛骨下放置软枕使其前伸
   D. 头置于枕头上呈正中位，躯干平直
   E. 肘关节伸展，腕关节背伸，指关节伸展
2. 在 Brunnstrom 2 ~3 期运动治疗目标的重点是（　　）
   A. 增强肌力训练，防止长期卧床所导致的失用性肌肉萎缩
   B. 加强关节活动度的训练，防止关节挛缩的发生

C. 重视患者的定时翻身和良肢位的放置，防止压疮的发生
D. 减轻患者肢体肌肉痉挛的程度和避免异常的运动模式的加强
E. 预防呼吸系统和泌尿系统的感染

3. 脑卒中的主要功能障碍有 ( )
A. 运动功能障碍 B. 感觉功能障碍
C. 认知功能障碍 D. 言语功能障碍
E. 心理障碍

4. 脑卒中康复护理评定包括 ( )
A. 运动功能评定 B. 感觉功能评定
C. 认知功能评定 D. 日常生活活动能力评定
E. 临床神经功能缺陷程度评定

5. 脑卒中急性期的康复护理方法包括 ( )
A. 正确的体位摆放 B. 关节活动度维持训练
C. 改善软瘫 D. 体位性低血压的适应性训练
E. 物理因子治疗

6. 脑卒中恢复早期的康复护理方法包括 ( )
A. 抑制痉挛 B. 卧位训练
C. 坐卧转移 D. 坐位训练
E. 坐站转移

7. 脑卒中患者上下楼梯正确的方法为 ( )
A. 健腿先下，患腿跟下 B. 患腿先上，健腿跟上
C. 患腿先上，健腿先下 D. 健腿先上，患腿跟上
E. 患腿先下，健腿跟下

【评判性思考】

1. 患者存在的护理问题还有哪些没有想到？
2. 针对不同文化背景的患者及家属，如何达到更好的护患交流效果？
3. 如何帮助患者利用现有的设施和用具达到功能提高？

项目二　阿尔兹海默病患者的康复护理

【实验学时】

3 学时。

【实验类型】

综合型实验。

【学习目标】

1. 掌握阿尔兹海默病患者的症状特点。
2. 能正确指导阿尔兹海默病患者进行康复训练。
3. 能顺利与阿尔兹海默病患者沟通交流。

【实验准备】

1. 物品准备：餐具、数字卡片、图片、老照片、卫生间/卧室/餐厅标识等。

2. 学生课前准备：每实验小班学生平均分成4组，选出组长1人。课前通过复习、查阅文献等方式小组学习阿尔兹海默病患者康复护理的相关知识。

【临床案例】

患者李某，女，73岁，以“睡眠紊乱、记忆力下降6月余”为主诉入院。患者既往有冠心病史，家族史无特殊。体格检查：神志恍惚，皮肤松弛，饮食型态、睡眠紊乱，记忆障碍，部分生活不能自理，大小便正常。心电图示：频发室早。临床诊断为阿尔兹海默病，遵医嘱给予康复训练指导。

【实验内容与步骤】

（一）案例讨论

1. 患者初入院，护士如何接诊患者及其家属？

学生分组，每组选4名同学进行角色扮演，1名患者、2名家属、1名护士，分别进行评析。

2. 如何为患者进行专科体格检查和痴呆症状评估？

2名同学进行角色扮演，1名患者，1名护士，进行体格检查和痴呆症状评估练习（评定量表见附录2），讨论并评析。

情境一

患者住院期间，在病房走廊散步时突然迷失方向，找不到自己的房间，也不知道自己在哪儿。护士发现后，立即安置患者，并通知责任护士、值班医生及患者家属，遵医嘱给予患者定向力训练指导。

分析以下问题：

1）如何对该患者进行定向力康复训练？

2）针对该类患者，病房环境设置是否合理？

3）小组讨论，如何整改病房环境，才能减少患者迷失方向？

情境二

住院期间患者进食不顺利，饮食量较少，且常在进食过程中闹情绪，弄脏桌板和衣服。

分析以下问题：

1）此时如何选择餐具和食物，制订进食方案，以增加进食趣味性？

2）患者进食过程中应如何与患者沟通？

情境三

经过2周积极治疗，患者各项生命体征正常，情绪平和，睡眠规律，准备出院。照顾者询问："在家里应如何对患者进行自理能力和记忆力训练？"

分析以下问题：

1）护士应如何解释患者症状、病情？

2）出院健康教育计划如何制订？

3）护士应告知照顾者患者可能出现哪些症状？提示病情加重的症状有哪些？

（二）学生分组

每组学生代表发言，教师点评分析。

（三）技能训练

1. 定向力训练

方法与步骤：定向力训练包括对时间的定向、对人物的定向、对地点的定向3个方面，具体如下。

（1）时间定向：利用小黑板、图片和醒目的标识等在日常生活护理时反复向患者讲述日期、时间、上下午、地点、天气等，使阿尔兹海默病患者逐渐形成时间概念。

（2）人物定向：在日常生活护理时反复向患者讲述亲人及照顾者的姓名、特征等，并要求患者能够记忆。

（3）地点定向：在患者的房间内及常用活动场所设置易懂、醒目的标志，设置患者熟悉的物品，如私人日用品、家庭照片等，反复训练，使其认识病房、厕所、小区活动点、超市等的位置、特点及标识。

与患者接触时反复讲解基本的生活知识，而且每次接触患者时技巧性地请其回答曾经讲过的内容，并及时表扬。

2. 进食训练

方法与步骤如下。

（1）食物分辩：教会患者识别蔬菜、水果，并练习将食物按照种类或者颜色进行分类。

（2）餐具选择：首先，应根据患者情况选择合适的餐具。针对老年痴呆患者，餐具应颜色鲜艳，通过强烈的颜色设计促进患者进食。碗底最好有倾斜，让食物会自动聚集到碗的同一侧，方便患者舀取。碗壁设计要与碗底垂直，防止使用者直接将食物拨出盘子外面。勺子选择粗把手、有弧度的，方便握持和盛饭。水杯杯底应有高低差，配有杯盖，以保证让吸管自然地稳定在杯中，让阿尔兹海默病患者不会因吸管滑动而影响喝水的意愿。汤匙的设计和碗的弧度互相吻合，减少舀取食物的困难度，也让使用者更好握。餐具底座最好有防滑垫，增加稳固性（图 5-1）。

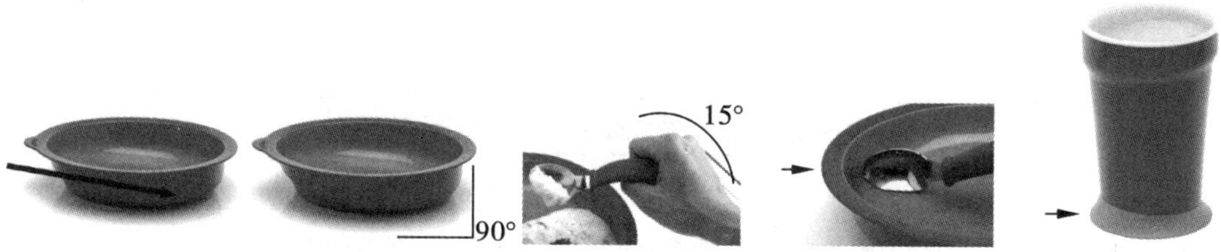

图 5-1　餐具

（3）进食训练：训练进食时，可分为喂食—自喂加协喂—自行进食三个步骤，在此过程中，把每一步的具体动作加以分解进行训练。先训练患者握勺动作，再训练将小勺送到嘴边，最后训练向嘴里填送食物。当用勺进食的几个步骤熟练后，再进行系统的练习，即握勺—到碗中盛饭—把装有饭的小勺送到口边—再送到口中。

3. 记忆力训练

方法与步骤：训练记忆力被称为脑细胞的"体操运动"，可预防脑的老化，减慢记忆功能丧失进程。根据患者记忆障碍的类型进行针对性训练，如果患者对于人物记忆有障碍，应选择人物类照片进行训练；如果患者对于日常用品有记忆障碍，应选择该类图片作为训练工具。或者根据患者记忆障碍的严重程度进行训练，如果记忆力受损不严重，应选择风景类、动物类图片；记忆力受损比较严重，应选择日常用品的图片训练；记忆力受损非常严重，可降低难度，选择"亲人图像记忆"功能，选取一些亲人的照片，训练患者对亲人相貌的记忆能力。每天的图片选择要难易结合，既要保证训练效果，又要增强患者治疗的信心和积极性。此外，每天让患者说出自己的名字、年龄、照顾者姓名、家庭住址、电话号码等，反复训练患者记忆居住的环境、物品放置、周围的人和事物。督促患者制定生活作息时间表，让其主动关心日期、时间的变化。

【操作评分标准】

见表5-2。

表5-2 阿尔兹海默病患者的康复护理操作评分标准

评价内容		技术实施要点	分值	考试评分	备注
案例分析（20分）		临床思维清晰	4		
		制订个体化康复训练方案	8		
		思考题回答正确	8		
护理技能操作（48分）	记忆力训练	给患者或家属讲解记忆力训练的目的、方法，取得配合、参与	4		
		根据患者病情，选择合适的图片类型，训练短期记忆	6		
		正确指导患者记忆床单位及其他个人物品特点	6		
	进食训练	给患者或家属讲解进食训练的目的、方法，取得配合、参与	4		
		选择合适的餐具	4		
		正确指导患者进食	6		
	定向力训练	给患者或家属讲解定向力训练的目的、方法，取得配合	4		
		反复激发患者时间的敏感性	4		
		指导患者认识照顾者及亲属	4		
		指导患者识别个人物品及周围环境特点	6		
人文关怀（12分）		态度亲切、语言恰当	4		
		沟通有效	4		
		宣教内容正确	4		
团队合作（20分）		医护人员衣帽整齐	4		
		情景设计合理，准备充分	4		
		组织有序，限时内完成操作	4		
		情景模拟生动	4		
		总结分析客观、全面	4		
总分			100		

【选择题】

1. 阿尔兹海默病最早出现的症状是　（　　）

A. 记忆障碍　B. 言语障碍

C. 定向力障碍　D. 运动障碍

E. 认知障碍

2. 阿尔兹海默病的病程特点为　（　　）

A. 只发作 1 次　B. 发作缓解型

C. 进行性发展加重　D. 逐渐好转

E. 快速发展

【评判性思考】

1. 若在外面遇到走丢的阿尔兹海默病患者,你会怎么办?
2. 如果家里老人中度阿尔兹海默病,你该告诉家人如何照料?
3. 如果阿尔兹海默病患者存在攻击行为,你该如何应对?

项目三 腰椎间盘突出症患者的康复护理

【实验学时】

3 学时。

【实验类型】

综合型实验。

【学习目标】

1. 掌握腰椎间盘突出症患者的常见临床表现和体征。
2. 能够对腰椎间盘突出症患者进行康复评定。
3. 能正确制订并实施腰椎间盘突出患者的康复护理计划。
4. 能对腰椎间盘突出症患者进行针对性健康宣教。

【实验准备】

1. 物品准备:椅子、量角器、卷尺。

2. 学生课前准备:每实验小班学生平均分成 4 组,选出组长 1 人。课前通过复习、查阅文献等小组学习腰椎间盘突出症患者康复护理的相关知识。

【临床案例】

陈某,女,50 岁。主诉:腰痛、右下肢麻木伴放射性疼痛 1 年,近半月加重。患者入院诊治。查体:神志清楚,生命体征平稳,髋关节前屈活动受限,腰和骶椎间隙及椎旁有压痛,伴坐骨神经放射痛,小腿外侧和足外侧疼痛,触觉减退,趾背伸肌肌力减弱,右下肢直腿抬高试验和加强试验均为阳性。

【实验内容与步骤】

(一)案例讨论

1. 患者初入病房,护士如何接诊患者及其家属?

学生分组,每组选 4 名同学进行角色扮演,2 名护士、1 名家属、1 名患者,分别进行评析。

2. 如何为该患者进行专科体格检查?

3 名同学进行角色扮演,1 名患者,2 名护士,评估患者体位和异常步态、腰椎形态及活动度、疼痛、肌力、感觉及直腿抬高试验练习。讨论并评析。

情境一

在接诊患者时查体：意识清，生命体征平稳，腰椎前屈活动受限，腰和骶椎间隙及椎旁有压痛，伴坐骨神经放射痛，伴坐骨神经放射痛，小腿外侧和足外侧疼痛，触觉减退，趾背伸肌肌力减弱，右下肢直腿抬高试验和加强试验均为阳性。

分析以下问题：

1）如何对患者进行疼痛评估？

2）如何评估疾病对患者日常生活造成影响的程度？

3）该患者还需要进行哪些方面的评定？

情境二

患者已开始进行康复治疗，疼痛症状较前减轻，但仍存在多种阳性体征。

分析以下问题：

1）如何动态评估康复效果？

2）列出该患者的康复护理计划。

3）该患者的宣教内容包括哪些？

（二）学生分组

每组学生代表发言，教师点评分析。

（三）技能训练

1. 康复护理评估

（1）疼痛的评估　采用视觉模拟评分（图5-2）或JOA下腰痛评价量表（见附录3）。

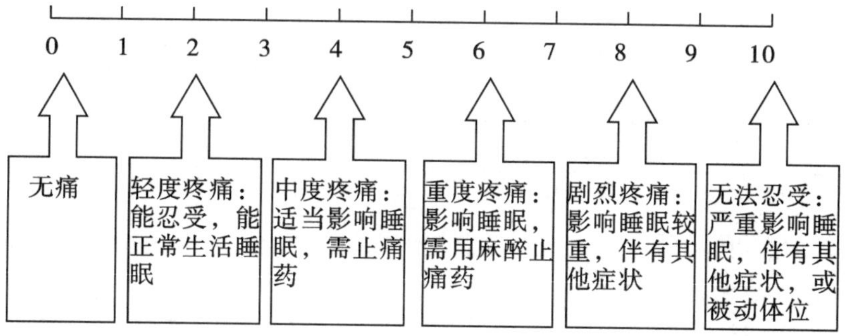

图5-2　视觉模拟评分

（2）腰椎活动度评定　包括屈伸、侧屈、旋转3个维度的评定，腰椎屈曲：0～80°；伸展：0～30°；侧屈：0～40°；旋转：0～45°。

1）屈曲　0～80°。体位：直立位。4种测量方法：测量躯干相对纵轴向前屈曲的角度，固定住患者骨盆并观察任何脊柱前屈过程中的变化；测量患者向前弯腰时指尖所能触碰到的腿的位置；测量患者弯腰后指尖与地面的距离。

2）伸展　0～30°。体位：直立或俯卧位。运动测量：要求患者在固定骨盆的同时向后伸展脊柱。

3)侧屈　0~40°。体位:直立位。运动测量:用卷尺来测量躯干相对垂直位时所倾斜的程度;测量侧屈时指尖与膝关节的距离。

4)旋转　0~45°。体位:仰卧或直立位。运动测量:要求患者在维持骨盆中立位的同时旋转上躯干,直立位时尤其要注意固定骨盆。运动范围以角度为单位来记录,以头顶心为旋转轴并通过肩的旋转来测量运动弧。

(3)肌力评定:可采用徒手肌力评定,但应注意疼痛对肌力的影响(表5-3)。

表5-3　肌力评定评估标准

分级	评估标准
5	能抗阻力做全范围活动,与正常肌肉相同
5-	能抗与5级相同的阻力,50%<活动范围<100%
4+	活动初中期能对抗4级相同阻力,末期对抗5级的阻力
4	能对抗轻度阻力全范围活动
4-	能对抗与4级相同阻力,50%<活动范围<100%
3+	与4-级只是阻力大小的区别
3	能抗重力全范围活动
3-	能抗重力,50%<活动范围<100%
2+	能抗重力,活动范围<50%
2	去除重力全范围活动
2-	去除重力活动范围>50%
1+	去除重力活动范围<50%
1	可触及肌肉收缩,但不能引起关节运动
0	不能触及肌肉收缩

(4)Oswestry功能障碍指数:评估腰痛(或腿痛)对日常生活活动的影响。(见附录4)

2.记录评定结果并进行分析。

3.制定康复治疗目标。

4.康复护理方案。

(1)急性期　卧硬床休息和制动,必要时指导患者佩戴腰围保护腰部,以减轻疼痛,但应避免长期使用,以免降低腰部肌肉力量。指导患者掌握正确的下床方法:先移向床的一侧,抬高床头,将腿放于床的一侧,用胳膊支撑自己起来,再站起前坐在床的一侧,把脚放在地上,按相反的顺序回到床上。

(2)腰椎牵引

慢速牵引:可采用骨盆牵引、自体牵引、双下肢皮牵引等。适应证:腰椎间盘突出症、腰椎小关节疾患腰椎退行性变引起的腰痛、急性腰扭伤;禁忌证,慢速牵引胸腹部压迫、呼吸运动受到明显限制,因此对心肺疾病的患者应特别谨慎。

快速牵引：牵引时设定牵引距离，牵引重量随腰部肌肉抵抗的大小而改变。适应证：腰椎间盘突出症、腰椎假性滑脱、腰椎小关节紊乱、早期强直性脊柱炎。禁忌证：重度腰椎间盘突出症、腰脊柱结核和肿瘤、骶髂关节结核、急性化脓性脊柱炎、椎弓崩裂、马尾肿瘤、重度骨质疏松症、孕妇、较严重的高血压、心脏病及有出血倾向的患者、腰脊柱畸形等。

（3）物理治疗　短波疗法：对置或并置；中频电疗法：腰部并置；超声波疗法：下腰部及患肢后侧。根据患者病情，选择合适的时间和频次。

（4）健康指导，纠正不良生活习惯

1）避免久坐。坐位时腰椎间盘的压力是站位时的10倍左右，运动时压力更高，但长时间高压更容易导致椎间盘的纤维环松弛、破裂导致突出。

2）加强腰背部肌肉锻炼。强有力的腰背肌肉能有效分担椎间盘的压力，减缓退变。方法有卧床五点式和三点式等，向背后倒走也是一种适合中老年患者的腰背肌肉锻炼方法。

加强腰背部肌肉锻炼

3）科学用腰。取低处重物时避免直接弯腰，而采用屈曲髋关节的姿势，减少腰部应力。

4）腰部随时注意保暖，避免受凉。受凉以后腰部毛细血管收缩，加重神经缺血缺氧，引起症状加重。相反，局部热疗可以扩张腰部毛细血管，改善症状。

5）建议睡硬板床，减轻休息时腰部肌肉张力。

【操作评分标准】

科学用腰

见表5-4。

表5-4　腰椎间盘突出症患者的康复护理操作评分标准

评价内容		技术实施要点	分值	考试评分	备注
案例分析（20分）		临床思维清晰	4		
		制订个体化康复训练方案	8		
		思考题回答正确	8		
护理技能操作（48分）	急性期	给患者或家属讲解卧床制动的目的、方法，取得配合、参与	4		
		指导患者正确佩戴腰围	6		
		根据患者病情，选择合适的锻炼方法，并做好健康宣教	6		
	物理治疗	给患者或家属讲解物理治疗的目的、方法，取得配合、参与	4		
		正确掌握理疗方法	4		
		正确指导患者进行物理治疗并告知注意事项	6		
	健康指导	给患者或家属讲解腰椎间盘突出症的危险因素	4		
		讲解日常生活注意事项	4		
		指导患者加强腰背部肌肉训练	4		
		指导患者选择合适的家居用品	6		

续表 5-4

评价内容	技术实施要点	分值	考试评分	备注
人文关怀(12 分)	态度亲切、语言恰当	4		
	沟通有效	4		
	宣教内容正确	4		
团队合作(20 分)	医护人员衣帽整齐	4		
	情景设计合理,准备充分	4		
	组织有序,限时内完成操作	4		
	情景模拟生动	4		
	总结分析客观、全面	4		
总分		100		

【选择题】

1. 腰椎间盘突出症患者常见的临床表现不包括　　(　　)

   A. 间歇性跛行　　B. 患肢发热

   C. 神经功能损害　　D. 下腹部或大腿前内侧痛

   E. 腰痛

2. 患者在日常生活中应注意　　(　　)

   A. 避免久站,因为站位时腰椎间盘的压力高于坐位

   B. 加强腰背部肌肉锻炼

   C. 取低处重物时避免直接弯腰,而采用屈曲髋关节的姿势,减少腰部用力

   D. 腰部随时注意保暖,避免受凉

   E. 多睡硬板床

【评判性思考】

(1)腰椎间盘突出症的发病原因有哪些?

(2)如何对腰椎间盘突出症患者进行健康宣教?

项目四　颈椎病患者的康复护理

【实验学时】

1 学时。

【实验类型】

综合型实验。

【学习目标】

1. 能评估颈椎病患者的功能状态。
2. 能正确纠正颈椎病患者的不良姿势。
3. 能正确给颈椎牵引的患者做健康宣教。

【实验准备】

1. 物品准备：颈椎功能障碍指数（NDI）调查问卷和颈椎病患者脊髓功能状态评定表（17 分法）若干份，颈托，椅子，办公桌，颈椎牵引器。

2. 学生课前准备：每实验小班学生 4 人 1 组，选出组长 1 人。课前通过复习、查阅文献等小组学习强化颈椎病患者康复护理的相关知识。

【临床案例】

患者，王某，女，52 岁，教师，因颈背部酸困痛两年入院。两年前，患者因长期伏案工作（10 h/d）致枕部、整个颈背部、双侧肩胛骨脊柱缘酸、困、沉，头顶部发沉，记忆力减退，时有恶心、心悸、胸闷、双眼视物模糊、眼皮发紧。行 X 射线检查示：颈椎棘突交错，连线略右偏，C_2 和 C_3 颈椎间隙后缘略增宽，C_5 和 C_6 颈椎前缘增生，C_3-C_4、C_4-C_5、C_5-C_6 椎间隙变窄。压顶试验（+）、椎间孔挤压试验（+）、神经根挤压试验（+）、颈牵引试验（+）、斜方肌疲劳试验（+）。结合患者病史、症状、体征、查体和 X 射线检查结果，初步诊断为颈椎病。

【实验内容与步骤】

（一）案例讨论

1. 患者初入病房，护士如何接诊患者？

每组 4 名同学进行角色扮演，1 名护士、2 名家属、1 名患者，教师点评分析。

2. 护士应如何指导患者进行正确的姿势管理？

每组 2 名同学进行角色扮演，1 名患者，1 名病房责任护士，指导患者正确进行姿势管理练习。其他学生补充发言，教师点评分析。

3. 颈椎功能障碍指数(NDI)调查问卷或颈椎病患者脊髓功能状态评定(17 分法)。

每组 2 名同学进行角色扮演,1 名患者,1 名病房责任护士,评定患者脊髓功能状态。其他学生补充发言,教师点评分析。

4. 入院后,此患者进行仰卧位牵引,护士应该做什么指导?

每组 2 名同学进行角色扮演,1 名患者,1 名病房责任护士,指导患者正确的姿势。其他学生补充发言,教师点评分析。

5. 经过 42 d 的积极治疗,患者病情明显改善,准备出院。护士应如何指导患者进行正确的功能锻炼?

每组 2 名同学进行角色扮演,1 名患者,1 名病房责任护士,指导患者正确的功能锻炼。其他学生补充发言,教师点评分析。

(二)学生分组

每组学生代表发言,教师点评分析。

(三)技能训练

1. 颈椎功能障碍指数(NDI)调查问卷(表 5-5)

(1)适应证:颈椎疾病。

(2)方法与步骤:请仔细阅读说明。这项问卷将有助于医生了解颈痛对你日常生活的影响。请阅读每个部分的项目,然后在最符合你现在情况的项目方框上打勾。

表 5-5　颈椎功能障碍指数(NDI)调查问卷

问题	结果选项	评分	得分
问题 1:疼痛强度	□我此刻没有疼痛	0	
	□此刻疼痛非常轻微	1	
	□此刻有中等程度的疼痛	2	
	□此刻疼痛相当严重	3	
	□此刻疼痛非常严重	4	
	□此刻疼痛难以想象	5	
问题 2:个人护理(洗漱、穿衣等)	□我可以正常照顾自己,而不会引起额外的疼痛	0	
	□我可以正常照顾自己,但会引起额外的疼痛	1	
	□在照顾自己的时候会出现疼痛,我得慢慢地、小心地进行	2	
	□我的多数日常生活需要一些帮助	3	
	□我的大多数日常生活活动每天都需要照顾	4	
	□我不能穿衣,洗漱也很困难,不得不卧床	5	

续表 5-5

问题	结果选项	评分	得分
问题 3：提起重物	□我可以提起重物，且不引起任何额外的疼痛	0	
	□我可以提起重物，但会引起任何额外的疼痛	1	
	□疼痛会妨碍我从地板上提起重物，但如果重物放在桌子上合适的位置，我可以设法提起它	2	
	□疼痛会妨碍我提起重物，但可以提起中等重量的物体	3	
	□我可以提起轻的物体	4	
	□我不能提起或搬动任何物体	5	
问题 4：阅读	□我可以随意阅读，而不会引起颈痛	0	
	□我可以随意阅读，但会引起轻度颈痛	1	
	□我可以随意阅读，但会引起中度颈痛	2	
	□因中度的颈痛，使得我不能随意阅读	3	
	□因严重的颈痛，使我阅读困难	4	
	□我完全不能阅读	5	
问题 5：头痛	□我完全没有头痛	0	
	□我有轻微的头痛，但不经常发生	1	
	□我有中度头痛，但不经常发生	2	
	□我有中度头痛，且经常发生	3	
	□我有严重的头痛，且经常发生	4	
	□我几乎一直都有头痛	5	
问题 6：集中注意力	□我可以完全集中注意力，并且没有任何困难	0	
	□我可以完全集中注意力，但有轻微的困难	1	
	□当我想完全集中注意力时，有一定程度的困难	2	
	□当我想完全集中注意力时，有较多的困难	3	
	□当我想完全集中注意力时，有很大的困难	4	
	□我完全不能集中注意力	5	
问题 7：工作	□我可以做很多我想做的工作	0	
	□我可以做多数日常的工作，但不能太多	1	
	□我只能做一部分日常的工作	2	
	□我不能做我的日常的工作	3	
	□我几乎不能工作	4	
	□我任何工作都无法做	5	

续表 5–5

问题	结果选项	评分	得分
问题 8:睡觉	□我睡眠没有问题	0	
	□我的睡眠稍受影响(失眠,少于 1 h)	1	
	□我的睡眠轻度受影响(失眠,1 ~2 h)	2	
	□我的睡眠中度受影响(失眠,2 ~3 h)	3	
	□我的睡眠重度受影响(失眠,3 ~5 h)	4	
	□我的睡眠完全受影响(失眠,5 ~7 h)	5	
问题 9:驾驶	□我能驾驶而没有任何颈痛	0	
	□我想驾驶就可以驾驶,仅有轻微颈痛	1	
	□我想驾驶就可以驾驶,但有中度颈痛	2	
	□我想驾驶,但不能驾驶,因有中度颈痛	3	
	□因严重的颈痛,我几乎不能驾驶	4	
	□因颈痛,我一点都不能驾驶	5	
问题 10:娱乐	□我能从事我所有的娱乐活动,没有颈痛	0	
	□我能从事我所有的娱乐活动,但有一些颈痛	1	
	□因颈痛,我只能从事大部分的娱乐活动	2	
	□因颈痛,我只能从事少量的娱乐活动	3	
	□因颈痛,我几乎不能参与任何娱乐活动	4	
	□我不能参与任何娱乐活动	5	
总　　分			
1. 每个项目最低得分为 0 分,最高得分为 5 分,分数越高表示功能障碍程度越重 2. 颈椎功能受损指数(%)=[(总分)/(受试对象完成的项目数×5)]×100			
3. 结果判断:　0 ~20% 表示轻度功能障碍 21% ~40% 表示中度功能障碍 41% ~60% 表示重度功能障碍 61% ~80% 表示极重度功能障碍 81% ~100% 表示完全功能障碍或应详细检查受试对象有无夸大症状			
日期	颈椎功能受损指数	记录人	

2. 颈椎病患者脊髓功能状态评定(17 分法)

(1)适应证:脊髓型颈椎疾病。

(2)方法与步骤:用 17 分法评定颈椎病患者脊髓功能,包括了上下肢运动功能、感觉障碍及膀胱功能。

表 5-6 JOA 颈椎病判定标准

项目	结果选项	评分	得分
①上肢运动功能(4分)	□自己不能持筷或勺进餐	0	
	□能持勺,但是不能持筷	1	
	□虽然手不灵活,但是能持筷	2	
	□能够持筷子,并能做一般家务劳动,但手笨	3	
	□正常	4	
②下肢运动功能(4分)	□不能行走	0	
	□虽然能在平地行走,但需用拐杖或扶住其他支持物才能行走	1	
	□在平地行走时可不用拐杖或扶住其他支持物,但上楼时需用	2	
	□平地或上楼行走不用拐杖或其他支持物,但下肢不灵活	3	
	□正常	4	
③感觉(6分)	□明显感觉障碍	0	
	□有中度感觉障碍	2	
	□有轻度感觉障碍	4	
	□正常	6	
④膀胱功能(3分)	□尿潴留	0	
	□高度排尿困难,很费力才能排尿,尿失禁或淋漓不尽	1	
	□轻度排尿困难,尿频,尿潴留	2	
	□正常	3	
总分			
根据脊髓功能受损严重程度,上述得分总和0~4分为严重损害;5~8分为重度损害;9~12分为中度损害;13~16分为轻度损害,17分为功能正常。			
日期		脊髓功能受损程度		记录人	

3. 颈椎病患者日常行为姿势管理

(1)适应证:颈椎疾病。

(2)方法与步骤如下。

1)纠正不良睡姿。睡姿应以仰卧为主,头应放于枕头中央,侧卧为辅,要左右交替,侧卧时左右膝关节微屈对置。俯卧、半俯卧、半仰卧或上、下段身体扭转而睡,都属于不良睡姿,应及时纠正。

2)合适的枕头。适合人体生理特点的睡枕应具有:曲线造型符合颈椎生理弯曲;枕芯可承托颈椎全段,使颈椎得到充分松弛和休息;枕芯透气良好,避免因潮湿而加重颈部不适;还需具备科学的高度和舒适的硬度。枕高应结合个体体型,一般以仰卧时枕中央在受压状态下高度 8 ~ 15 cm 为宜，而枕两端应比中央高出 10 cm 左右。仰卧或侧卧时，保持头与颈在一个水平上，以利于颈肩部肌肉放松。总之，睡枕高度以醒后颈部无任何不适为宜。

3）纠正不良姿势。纠正生活、工作中的不良姿势，防止慢性损伤，对颈椎病的防治显得尤为重要。正确坐姿应尽可能保持自然端坐，头部保持略前倾；桌椅间高度比例应合适，桌面高度原则上以能使头、颈、胸保持正常生理曲线为准，避免头颈部过度后仰或过度前倾前屈；避免长时间处于同一姿势，一般 1 ~ 2 h 变换 1 次体位。长期伏案工作者应定时改换头部体位，合理调整头与工作面的关系，不宜长期低头伏案看书或工作，也不宜长期仰头工作，工作中注意纠正头、颈、肩、背的姿势，不要偏头耸肩，谈话、看书时要正向注视，不要过度扭曲颈部。

4）正确的功能锻炼

· 用双手按、推、揉、点颈部软组织，解除肌肉紧张或肌痉挛，可重点松解颈后肌群。

· 坐位，双手交叉紧握并置于枕后，使头向后仰，胸部前挺，以扩大椎间隙。

· 坐位，头部向几个方向的运动，包括前屈后伸、左右转、左右侧屈、绕旋等，重点是头后伸和左右转。每天可进行数次。

· 仰卧位，颈项枕于枕上，使头后仰，然后可左右转动头部，可使颈项部肌肉松弛。每日数次，要求动作规范，长期坚持。

以上动作要缓慢平稳，以不引起明显疼痛为度，如出现头晕心慌应停止。

颈椎正确的功能锻炼

【操作评分标准】

见表 5–7。

表 5–7　颈椎病患者的康复护理操作评分标准

项目		技术实施要点	分值	考试评分	备注
案例讨论（20 分）		临床思维清晰	4		
		制定病情紧急预案迅速、全面	8		
		思考题回答正确	8		
护理技能操作（48 分）	颈椎功能评估	与病人有效沟通，正确评估	6		
		评分准确	6		
	病情观察	生命体征测量	4		
		疼痛评估	6		
	牵引体位	体位摆放正确、安全，无不适感	6		
	姿势指导	站姿、坐姿等正确有效	10		
		功能锻炼指导	10		

续表 5–7

项目	技术实施要点	分值	考试评分	备注
人文关怀（12 分）	态度亲切、语言恰当	4		
	沟通有效	4		
	宣教内容正确	4		
团队合作（20 分）	医护人员衣帽整齐	4		
	情景设计合理，准备充分	4		
	组织有序，限时内完成操作	4		
	情景模拟生动	4		
	总结分析客观、全面	4		
总分		100		

【选择题】

1. 颈椎病发生的基本原因是　（　　）
   A. 颈椎间盘退行性变　B. 发育性颈椎管狭窄
   C. 急性颈部损伤　D. 颈部肌肉痉挛
   E. 颈椎不稳
2. 以下对适合人体生理特点睡枕的描述不合适的是　（　　）
   A. 曲线造型符合颈椎生理弯曲
   B. 枕芯可承托颈椎全段，使颈椎得到充分松弛和休息
   C. 枕芯透气良好，避免因潮湿而加重颈部不适
   D. 枕高应结合个体体型，一般以仰卧时枕中央在受压状态下高度 8 ~ 15 cm 为宜，而枕两端应比中央高出 10 cm 左右
   E. 仰卧或侧卧时，保持头与身体在一个水平上，以利于颈肩部肌肉放松
3. 颈椎病的病因外来因素包括　（　　）
   A. 颈部扭、闪伤　B. 长期伏案、高枕睡眠
   C. 腰痛伴坐骨神经痛　D. 慢性劳损
   E. 咽部及颈部感染
4. 以下哪种颈椎病可以采用颈椎牵引　（　　）
   A. 神经根型　B. 脊髓型
   C. 交感型　D. 椎动脉型
   E. 颈型
5. 以下哪些属于不良睡姿？　（　　）
   A. 俯卧　B. 半俯卧

C. 半仰卧　　D. 仰卧

E. 上下段身体扭转而睡

6. 颈椎病患者的功能锻炼,头部有哪几个方向的运动? (　　)

A. 前屈后伸　　B. 左右转

C. 左右侧屈　　D. 绕旋

E. 内收外展

【评判性思考】

1. 日常生活中怎么进行有效预防颈椎病?

2. 颈椎病患者的康复护理措施有哪些?怎么进行实时有效的提醒监督和管理?

附 录

附录 1　简易精神状态检查量表(MMSE)

项目	分数	项目	分数
1. 今年是哪个年份	1　0	16. 复述:四十四只石狮子	1　0
2. 现在是什么季节	1　0	17. 闭眼睛(按卡片上的指令动作)	1　0
3. 今天是几号	1　0	18. 用右手拿纸	1　0
4. 今天是星期几	1　0	19. 将纸对折	1　0
5. 现在是几月份	1　0	20. 手放在大腿上	1　0
6. 你现在在哪一省(市)	1　0	21. 说一句完整句子	1　0
7. 你现在在哪一县(区)	1　0	22. 计算:93-7	1　0
8. 你现在在哪一乡(镇、街道)	1　0	23. 计算:86-7	1　0
9. 你现在在哪一层楼上	1　0	24. 计算:79-7	1　0
10. 这里是什么地方	1　0	25. 计算:72-7	1　0
11. 复述:皮球	1　0	26. 回忆:皮球	1　0
12. 复述:国旗	1　0	27. 回忆:树木	1　0
13. 复述:树木	1　0	28. 回忆:国旗	1　0
14. 计算:100-7	1　0	29. 辨认:手表	1　0
15. 辨认:铅笔	1　0	30. 按样作图	1　0

注:30 项的得分相加为总分。

1. 计分标准

回答“是”得 1 分,回答“否”得 0 分,然后计算总分。

2. 测试结果

0 ~ 4 分:你的心理基本正常,没有抑郁症状。

5 ~ 10 分:你有轻微的抑郁症状,可采取自我心理调节,保持乐观开朗的心境。

11 ~ 20 分:你属于中度的抑郁,要找医生咨询,并进行必要的诊疗。

21 ~ 30 分:你精神明显抑郁,症状非常严重,你应该请医生给你治疗,同时应进行精神上的自我训练,让自己及早从消极、压抑的情绪中解脱出来。

附录2 临床痴呆评定量表

项目	无痴呆 CDR 0	可疑痴呆 CDR 0.5	轻度痴呆 CDR 1.0	中度痴呆 CDR 2.0	重度痴呆 CDR 3.0
记忆力	无记忆力缺损或只有轻度不恒定的健忘	轻度、持续的健忘；对事情能部分回忆，属“良性”健忘	中度记忆缺损；对近事遗忘突出，有碍日常活动的记忆缺损	严重记忆缺损；能记住过去非常熟悉的事情，新材料则很快遗忘	严重记忆丧失；仅存片段的记忆
定向力	能完全正确定向	除时间定向有轻微困难外，能完全正确定向	时间定向有中度困难；对检查的地点能定向；在其他地点可能有地理性失定向	时间定向有严重困难；通常对时间不能定向，常有地点失定向	仅有人物定向
判断力+解决问题能力	能很好解决日常问题、处理职业事务和财务；判断力良好，与过去的水平有关	在解决问题、判别事物间的异同点方面有轻微缺损	在解决问题、判别事物间的异同点方面有中度困难；社会判断力通常保存	在解决问题、判别事物间的异同点方面有严重困难；社会判断力通常受损	不能做出判断，或不能解决问题
社会事务	在工作、购物、志愿者和社会团体方面独立的水平与过去相同	在这些活动方面有轻微损害	虽然可能还参加但已不能独立进行这些活动；偶尔检查是正常的	不能独立进行室外活动；但可被带到室外活动	不能独立进行室外活动；病重得不能被带到室外活动
家庭+爱好	家庭生活、爱好和需用智力的兴趣均很好保持	家庭生活、爱好和需用智力的兴趣轻微受损	家庭活动轻度障碍是肯定的，放弃难度大的家务，放弃复杂的爱好和兴趣	仅能做简单家务，兴趣保持范围和水平都非常有限	丧失有意义的家庭活动
个人料理	完全有能力自我照料	完全有能力自我照料	需要督促	在穿着、卫生、个人财务保管方面需要帮助	个人料理需要很多帮助；经常大小便失禁

注：评估痴呆的严重程度，只有当损害由于认知功能缺损时才记为 CDR 0.5（可疑痴呆），CDR 1.0（轻度痴呆），CDR 2.0（中度痴呆），CDR 3.0（重度痴呆）。

附录 3 JOA 下腰痛评价量表

项目	评分
1. 主观症状(9 分)	
(1)下腰痛(3 分)	
无	3
偶有轻痛	2
频发静止痛或偶发严重疼痛	1
频发或持续的严重疼痛	0
(2)腿痛或麻(3 分)	
无	3
偶有轻度腿痛	2
频发轻度腿痛或偶有重度腿痛	1
频发或持续重度腿痛	0
(3)步行能力(3 分)	
正常	3
能步行 500 m 以上,可有痛、麻、肌弱	2
步行<500 m,有痛、麻、肌弱	1
步行<100 m,有痛、麻、肌弱	0
2. 体征(6 分)	
(1)直腿抬高(包括加强试验)(2 分)	
正常	2
30°~70°	1
<30°	0
(2)感觉障碍(2 分)	
无	2
轻度	1
明显	0
(3)运动障碍(MMT)(2 分)	
正常(5 级)	2
稍弱(4 级)	1
明显弱(0~3 级)	0
3. ADL 受限(14 分)	重 轻 无
卧位翻身	0 1 2
站立	0 1 2
洗漱	0 1 2
身体前倾	0 1 2
坐(1 h)	0 1 2
举物、持物	0 1 2
步行	0 1 2
4. 膀胱功能(-6~0 分)	
正常	0
轻度失控	-3
严重失控	-6

注:满分 29 分,10~15 分为中度,16~24 分为良好,25~29 分为优。治疗改善率=[(治疗后评分-治疗前评分)÷(29-治疗前评分)]×100%,≥75%为优,50%~75%为良,25%~49%为中,0~24%为差。

附录4　Oswestry 功能障碍指数

指导语：这个问卷的设计旨在帮助医务人员了解您的腰痛（或腿痛）对您日常生活活动的影响。请根据您最近一天的情况，在每个项目卡选择一个最符合或与您最接近的答案，并在左侧的方框内打一个"√"。

1. 疼痛的程度（腰背痛或腿痛）

□无任何疼痛

□有很轻微疼痛

□较明显的痛（中度）

□明显的痛（相当严重）

□严重的痛（非常严重）

□痛得什么事也不能做

2. 日常生活自理能力（洗漱、穿脱衣服等活动）

□日常生活完全能自理，一点也不伴腰背或腿痛

□日常生活完全能自理，但引起腰背或腿疼痛加重

□日常生活虽然能自理，由于活动时腰背或腿痛加重，以致小心翼翼，动作缓慢

□多数日常生活能自理，有的需要他人帮助

□绝大多数的日常生活需要他人帮助

□穿脱衣服、洗漱困难，只能躺在床上

3. 提物

□提重物时并不导致疼痛加重（腰背或腿）

□能提重物，但导致腰背痛或腿疼痛加重

□由于腰背或腿痛，以致不能将地面上的重物拿起来，但是能拿起放在合适位置上的重物，比如说桌面上的重物

□由于腰背或腿痛，以致不能将地面上较轻的物体拿起来，但是能拿起放在合适位置上较轻的物品，比如放在桌面上的轻物

□只能拿一点轻东西

□任何东西都提不起来或拿不动

4. 行走

□腰背或腿痛，但一点也不妨碍走多远

□由于腰背或腿痛，最多只能走 1000 m

□由于腰背或腿痛，最多只能走 500 m

□由于腰背或腿痛，最多只能走 100 m

□只能借助拐杖或手杖行走

□不得不躺在床上，排便也只能用便盆

5. 坐

□随便坐高椅子，想坐多久，就坐多久

□只要椅子高矮合适，想坐多久，就坐多久

□由于疼痛加重，最多只能坐 1 h

□由于疼痛加重,最多只能坐 30 min
□由于疼痛加重,最多只能坐 10 min
□由于疼痛加重,一点也不敢坐

6. 站立

□想站多久,就站多久,疼痛不会加重
□想站多久,就站多久,但疼痛有些加重
□由于疼痛加重,最多只能站 1 h
□由于疼痛加重,最多只能站 30 min
□由于疼痛加重,最多只能站 10 min
□由于疼痛加重,一点也不能站

7. 睡眠

□半夜不会被痛醒
□有时晚上会被痛醒
□由于疼痛,最多只能睡 6 h
□由于疼痛,最多只能睡 4 h
□由于疼痛,最多只能睡 2 h
□由于疼痛,根本无法入睡

注:每个条目 6 个选项,分别计为 0 ~5 分,评分方法为:得分/50×100%,分数越高,指数越高,对日常生活的影响越严重。

参考答案

模块一

项目一

1. ABCDE　2. ABCD　3. ABCDE　4. ABE　5. CE

项目二

1. C　2. A

项目三

1. 条件:①有较好的双上肢或双下肢肌力。②要有良好的躯干控制能力。③要有一定的转移技巧,必要时还需要辅助工具的帮助。

2. 注意事项:①注重消除患者的紧张、对抗心理,以取得配合。②转移前,向患者及家属说明转移的要求和目的,取得配合;转移前后注意观察全身皮肤情况及肢体血液循环情况,有引流管者要事先固定好导管,以防滑脱。③患者和操作者采用较大的站立支撑面以保证转移动作的稳定性,操作者在患者的重心附近进行协助,要注意搬移的正确姿势。④转移中,应做到动作协调轻稳,不可拖拉,保证患者安全。分步解释动作顺序及要求,以获得患者主动配合,并逐渐减少辅助量,尽量鼓励患者独立完成体位转移。⑤两个平面间互相转移时,平面应稳定、高度应尽可能相等并尽可能靠近,如轮椅转移时必须先制动,椅子转移时应在最稳定的位置。⑥转移前,帮助或指导患者穿着合适的服装;转移后,注意保持患者体位的正确、稳定、舒适和安全。⑦肢体功能障碍较重和认知障碍患者,不要勉强进行独立转移活动。

模块二

项目一

1. DE　2. E

项目二

1. A　2. D　3. ABCD　4. ABCDE　5. BC

项目三

1. C　2. B

模块三

项目一

1. ABCD　2. B

项目二

1. 适应证:①肌肉骨骼系统疾患,包括对伤病直接引起的肌肉功能损害、运动减少或制动造成的失用性肌力减退、骨关节疾患引起的关节源性肌力减退等的评定。同时可对拮抗肌肌力平衡情况,肌力对躯干、四肢关节稳定性的影响等相关情况进行评定。②神经系统疾患,包括对神经系统(中枢神经系统和周围神经系统)损害造成神经源性肌力减退等的评定,如上、下肢代表性肌群的肌力评定可作为全面评价瘫痪严重程度的指标。③原发性疾病,肌萎缩、重症肌无力。

禁忌证:关节不稳、骨折未愈合又未做固定、急性渗出性滑膜炎、关节活动范围极度受限、急性扭伤、骨关节肿瘤、严重疼痛、严重的心脏病或高血压等。

2. 目的:①判断有无肌力下降及肌力下降的程度与原因,通过与健康肢体以及正常参考值对比可判断相关肌肉、肌群是否存在肌力下降及下降程度。②检查神经肌肉病变的恢复程度和速度,在病变的不同时期进行肌力评定,根据检查结果的变化可对病变的进展情况做出判断,掌握功能变化的规律。③指导康复护理计划制订,初次进行肌力评定,判断肌力下降的程度和原因,并根据评定结果制订近期康复目标及康复护理方案。经过一周期的康复后再次测定肌力,通过与上次评定结果的比较,并参考其正常范围,可以判断该治疗方案的效度,并指导制订下一步护理方案。

3. 注意事项:①选择合适的测试时机,锻炼后、疲劳时或饱餐后不宜做肌力测试。②熟悉各关节活动度,可以在测试前先进行关节活动度的评定,这样评定出的肌力才更可信。③采取正确的姿势和体位,指导患者采取标准的姿势和体位,并固定可能发生代偿动作的部位。④正确施加阻力,在评定和训练过程中,阻力应施加于肌肉附着的远端,阻力的方向应与肌肉牵拉力方向相反,阻力施加的大小应持续而平稳,同时密切观察患者有无不适反应。一旦发生不适反应,应立即终止。⑤测试时应注意两侧对比,如单侧肢体有病变,应先检查健侧,后检查患侧,在施加阻力大小、完成运动情况方面进行双侧比较。⑥中枢神经系统疾病和损伤因其出现的联合反应、共同运动、异常姿势反射、肌肉痉挛性瘫痪很难精确进行肌力测试,故不适合进行徒手肌力评定。⑦确保安全,在应用任何肌力评定方法时,均应注意避免患者出现症状加重或产生新的损害等情况。

项目三

1. A　2. A

项目四

1. 可以对患者进行物理因子治疗,如超声波疗法、超短波或微波、蜡疗及中频电疗等。

2. 传导热疗法中主要可以采用蜡疗(蜡饼法)局部热敷进行治疗。

模块四

项目一

1. C　2. D　3. ABCE　4. BCDE

项目二

1. D　2. C

项目三

1. B 2. E

项目四

1. 适应证:①步行功能减退或丧失者。如截肢,下肢骨折未愈合,截瘫,其他神经肌肉系统疾病引起双下肢麻痹,严重的下肢关节炎症或疾病等。②非运动系统本身疾病,但不适合步行的患者,如严重的心脏疾病或其他疾患引起的全身性衰竭等。③中枢神经疾患使独立步行有危险者。如有痴呆、单侧空间失认等智能和认知能力障碍的脑血管意外患者,颅脑损伤后有类似前述症状者,严重帕金森病或脑性瘫痪难以步行者等。④高龄老人步履困难可能发生意外者。

2. 考虑因素:①符合患者的病情需要,例如截肢者轮椅的重心应偏后些,偏瘫者宜用由单侧手和足驱动的轮椅等。②结实、可靠、耐用,但结构不过于复杂。③规格尺寸与患者的身材相适应。④驱动时消耗能量宜少。

模块五

项目一

1. B 2. D 3. ABCDE 4. ABCDE 5. ABCDE 6. ABCDE 7. DE

项目二

1. A 2. C

项目三

1. B 2. BCDE

项目四

1. A 2. E 3. ABCDE 4. ACD 5. ABCE 6. ABCD

参考文献

[1]燕铁斌,尹安春. 康复护理学. 4 版. 北京:人民卫生出版社,2017.
[2]鲍秀琴. 康复护理学实践与学习指导. 北京:人民卫生出版社,2018.
[3]张振香,张伟宏. 心电图精读与心脏康复护理. 郑州:郑州大学出版社,2018.
[4]张伟宏. 护理解剖学. 北京:人民卫生出版社,2015.
[5]张振香. 社区脑卒中患者康复护理技术. 北京:人民卫生出版社,2014.
[6]鲍秀琴. 康复护理学. 2 版. 北京:人民卫生出版社,2015.
[7]章嫁,王晓臣. 运动治疗技术. 北京:人民卫生出版社,2014.
[8]纪树荣. 实用偏瘫康复训练技术图解. 3 版. 北京:科学出版社,2017.
[9]徐军,贾勤. 康复护理技能实训. 北京:科学出版社,2014.
[10]胡英清,黄昀. 运动康复实用技术. 北京:高等教育出版社,2017